Alaor P. Ribas

MATEANDO com o DESTINO

Editora Verso

Editora InVerso
© 2020. Editora Inverso

R. Doutor Goulin, 1523 – Alto da Glória
CEP 80040-280 – Curitiba-PR
(41) 3254-1616 e (41) 3558-8001
editorainverso@editorainverso.com.br
www.editorainverso.com.br
Facebook.com/editorainverso
Instagram @editorainverso

Coordenação editorial
Cristina Jones
Editora InVerso

Capa
Adriane Baldini

Revisão e diagramação
Carlos LW Jorge

Dados internacionais de catalogação na publicação
Mona Youssef Hammoud - CRB/ 9ª -1393

R482m RIBAS, Alaor P.
Mateando com o destino.
Curitiba: InVerso, 2020.
160p. 15x21cm - PTBR

ISBN: 978-65-86436-75-4

1. Romance 2. Resgate de relações 3. Ressignificação
4. Estância I. Título

CDD: B869.34

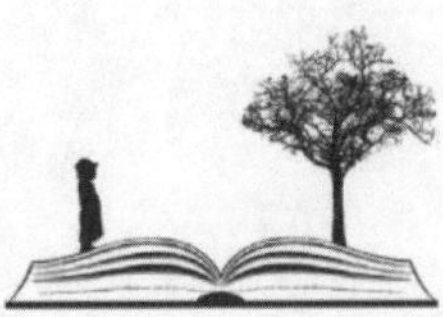

Dedico esta obra em primeiro lugar a Deus, pela vida e a força para levar adiante este projeto.

À minha família, pelo apoio incondicional: minha esposa Nelsi, meus filhos Roberto e Priscilla.

Aos meus netos Arthur, Danilo e Lucca, e aos meus amigos que me incentivaram a colocar este livro à disposição de todos.

Dedico também à minha madrinha literária, Eliziane Nicolao, pela força e persistência, e por não me deixar desistir em tempo nenhum.

AGRADECIMENTOS

Quero agradecer de primeira mão ao Patrão Velho, da Estância Celestial, e à Virgem Maria, Primeira Prenda do Céu, por terem me conduzido sempre seguro, levando minha montaria pelas rédeas ao camperear despacito pelos caminhos do Pampa, livrando-me dos pealos certeiros, de laços caborteiros, quando tentavam me quedar maneado no chão gelado da existência.

Gratidão à Nelsi, minha prenda amada, que toda noite, ao me ver debruçado sobre meu computador, peleando dedo a dedo para construir esta obra, me servia um revigorante mate gordo e bem topetudo, daqueles que só a mão de uma prenda especial era capaz de fazer. Grato por permanecer horas e horas no meu costado, mateando comigo, até que o cansaço me pealasse e me conduzisse pelo cabresto para a invernada do sono.

Gratidão a outra prenda querida que Deus colocou em minha vida, minha filha Priscilla, que todos os dias, quando chegava em nossa casa depois da lida para buscar os piazitos, seus filhos e meus netos, o Arthur e o Danilo, de relancito dava uma olhada no texto que eu havia escrito, e com um sorrisinho ou um aceno de cabeça dava seu veredito de aprovação.

Ao meu genro Leandro, que toda vez que me via me perguntava: "Como vai a obra, patrão?"

Ao meu peão e parceiro, meu filho Roberto, o Beto, que, mesmo residindo em outra querência, em Pato Branco, no Paraná, estava sempre ligando pra dar apoio, e de quando em vez se bandeava para nosso rancho para nos dar o prazer de sua companhia, trazendo consigo a sua prenda, Michele, e o piazito, meu neto Lucca.

Enfim, agradecer a todos os peões e prendas, nossos amigos, que sempre me incentivaram a levar tocadito por diante este nosso desejo de escrever e divulgar esta obra.

PREFÁCIO

Nesta obra, o autor traz aos leitores a história de Josino, um homem campeiro, gaúcho autêntico, raízes fincadas no chão pampeano, talhado pelo sol, chuva e frio, como todo Taura acostumado com as lidas campeiras.

Um homem que traz na sua rusticidade nobreza de sentimentos e pureza de alma. Muito embora a teimosia conduzisse sua vida, com suas limitações e defeitos, com uma ajuda especial soube voltar atrás, passar por cima de seu orgulho e buscar o perdão.

Esta linda história nos mostra que o amor é a grande chave que abre todas as portas, que Deus se manifesta de várias formas e não diferencia os bons dos maus. "Deus não te ama porque te comportas bem, Ele simplesmente te ama e basta. Seu amor é incondicional, não depende de ti." — Papa Francisco.

Josino foi abençoado com um grande privilégio, o qual o ajudou a buscar a tão esperada felicidade.

Priscilla Ribas
Graduada em Direito pela Faculdade Mater Dei, Pato Branco, PR

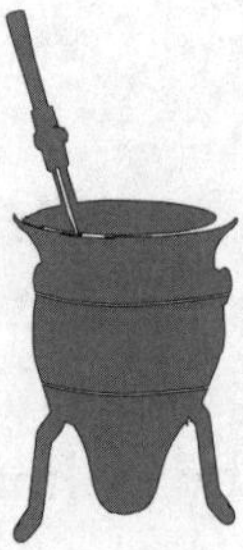

MATEANDO COM DEUS

Buenas, tchê!!!

Se aprochegue, vivente, se bandeie pro costado da fogueira, se acomode neste tronco veio de tarumã, vamos prosear um bocado enquanto aquentamos uma água na velha chaleira preta, pendurada aqui no braseiro.

A cuia, a bomba e a erva já estão ali de tocaia, só esperando o Taura cevador pra preparar aquele mate amargo, bem topetudo e bueno no más. Vamos mateando e tirando um dedo de prosa.

Prosa simples e cotidiana de um Taura criado guacho e habituado a viver meio solito, no mais longínquo rincão desta querência. Acostumado com a lida campeira, e que mora numa casa simples feita de costaneira, vivendo sem muito conforto. Porém, esta combinação de fatores é que o identifica como gaúcho autêntico. Embora vivendo com extrema simplicidade, nunca deixou de viver com hospitalidade e altivez. Orgulhoso de sua Pátria e de sua gente. Capaz de defender sua bandeira com o próprio sangue. São estes os gaúchos que mantêm estampada na face a identidade do homem campeiro, sempre empunhando firme a bandeira da tradição de nossos ancestrais.

Assim era a vida de Josino, índio velho campeiro, curtido pelo rigor dos tempos, acostumado a andar de braço com o sol, a chuva, o vento minuano, que no inverno cortava mais que navalha em mãos de barbeiro, a geada branca como sua melena, já desbotada pelos anos e anos de luta, que também como a geada, já lhe proporcionavam algumas dificuldades para andar e trabalhar sob aquele frio de renguear cusco e de fazer tremer o queixo até de um cadáver.

Incomodavam-no cada vez mais algumas dores nas costas e nas pernas, que dia após dia estavam se tornando quase insuportáveis, e o vento frio e a geada eram companheiros inseparáveis dessas dores.

Só mesmo uns goles de canha boa tomadas pelo gargalo, e uma boa noite de repouso, esticado no catre, para colocá-lo em pé novamente, disposto pra lida.

Todos os dias bem cedito, no despontar da aurora, com a Estrela Boieira como guia, lá estava o velho gaúcho pronto pra mais um dia de luta.

Cobria-se com um pala velho surrado, parceiro de tantas idas e vindas pelo campo, rasgado pelos espinhos e já meio roído das traças, mas um bom e velho amigo, que nunca o deixara na mão naqueles dias de inverno frios da campanha.

Bombacha larga, feita a capricho pelo velho Dominguinhos, bombacheiro de primeira que trabalhava lá no vilarejo de Santa Cândida, distante umas duas léguas da fazenda, donde de vez em quando ia se rebuscar de comida e se presentear com alguns regalos, sem esquecer, é claro, de abastecer-se de canha, porque um vivente da campanha precisa sentir o sangue quente, e de quando em vez de um trago de pura pra restaurar a disposição do Taura. Comprava fumo e água de cheiro e um oleozinho pras melenas, para ir às domingueiras, lá no vilarejo, dançar com algumas prendas.

A bota era sanfonada, companheira de muitas lutas, esporas de rosetas prateadas, chapéu preto, de barbicacho, de aba larga pra tapar bem o rosto e proteger do calor do sol e da água da chuva fria, e ajudar a esconder um pouco as melenas esbranquiçadas pelos anos.

Pro velho gaúcho, acostumado ao relento, o inseparável chapéu representava um teto a trazer-lhe um pouco de conforto. Era um simbolismo que mantinha separado entre a terra e o céu. Do chapéu pra baixo era ele, Josino. O homem. O gaúcho. Do chapéu pra cima era Deus.

Lenço vermelho e guaiaca, no mais original estilo dos caudilhos. Fumo bom e uma guampa de canha pura, sempre jogada a meia espada, pra de vez em quando um golezito, que era santo remédio pra aguentar o rigor do dia a dia.

Encilhava, montava seu pingo amigo e se ia campo afora cuidar da criação, fazer cerca, e apartar os bezerros do resto do rebanho. Ao meio-dia, sol a pino, não dava pra voltar pro rancho, amoitava-se à sombra de uma arvore, puxava a mala de garupa, tirava de lá um naco de charque gordo e engolia meio em seco, era seu almoço do dia.

Espreguiçava-se na relva fresca e verdinha, tirava um cochilo ligeiro, logo se erguia e começava de novo.

À noitezita voltava pro rancho, tomava um banho de água da sanga, vestia uma roupa domingueira, tomava uns goles de canha, acendia o fogo no chão do rancho e preparava seu jantar. Depois abraçava sua acordeona e sapecava umas vaneiras bem no estilo campeiro.

Cantava umas modas xucras, e quando a saudade lhe doía no peito largava a gaita e esticava-se no catre, a pensar naquela china malvada que se mandou pra bem distante e lhe deixou um buraco bem no meio do peito, que era de fazer doer até a alma.

O pobre homem às vezes adormecia sem se dar conta de que duas grossas lágrimas lhe escorriam pelos profundos sulcos lavrados no seu rosto já velho e cansado, marcado por tantas lutas, que só faziam acentuar em suas faces as rugas que revelavam quão dura era a batalha no campo para o velho gaúcho, somada à saudade de um amor perdido que o tempo ainda não fora capaz de apagar.

Era quase inconcebível pensar que aquele velho gaúcho, curtido pelo tempo, ainda sofresse por amor.

Assim era a vida do seu Josino. Todos os dias a mesma rotina. Acordar, montar seu cavalo, cuidar da criação, voltar pra estância, tocar sua acordeona, cantar umas modas e descansar.

O velho peão vivia solito no más, desde que sua prenda, Isabel, abandonou a vida no rancho e se foi embora pra cidade. Por isso ele se enchia de alegria quando algum fazendeiro ou um peão das fazendas vizinhas ia lhe visitar. Sentia-se muito feliz de receber alguém com quem pudesse conversar, contar uns causos, falar da lida, tomar um mate, fazer a cuia mudar de mão, enrolar um palheiro, e, na companhia do amigo, pegar a guampa de canha pra sorver uns goles de pura. Aquilo lhe dava um novo alento e forças pra enfrentar mais uma semana de lida dura e dar um chega-pra-lá na saudade que o torturava na solidão do seu rancho.

Barbaridade, tchê! Como era bom ter amigos!

Sofria muito ainda com as lembranças do seu velho pai que se fora há pouco tempo com passagem só de ida lá pra querência do céu.

Os dias foram se passando, e seu Josino, solito na lida do campo, às vezes se pegava pensando como seria bom ter alguém para ajudá-lo. Seus braços já não eram tão fortes como outrora e a lida parecia cada vez mais pesada, sem falar na solidão. Maldita solidão. Às vezes aquela malvada lhe apertava tanto o peito que dava uma vontade louca de chorar. Aquele sentimento de tristeza e solidão lhe remoía as entranhas, desde que sua doce Isabel partira sem dizer adeus. Ele não gostava de lembrar daquele dia.

Trabalhava duro, porém frequentemente se surpreendia murmurando baixinho: *"Bem que Deus poderia me ajudar."* Respirava fundo e continuava a trabalhar. Passavam-se algumas horas e lá vinha de novo aquela ideia, aquele pensamento cada vez mais recorrente. *"Bem que Deus poderia me ajudar."*

Pensava em ter alguém para ajudá-lo todos os dias, alguém para conversar, para dividir seu mate, para acompanhá-lo nas cantorias, no gole de canha, na hora das refeições. Ele não estava mais aguentando viver solito.

Aquele redemoinho de pensamentos às vezes o acompanhava o dia inteiro, e quase sempre eram tão intensos que ele nem via o dia passar. Quando percebia, havia passado o dia e já estava anoitecendo. Ficava surpreso e se apressava a recolher suas ferramentas e sua mala de garupa, e punha-se a caminho do rancho. Esses sentimentos da necessidade de ter a ajuda de alguém o acompanhavam havia algum tempo.

Certo dia, a caminho da estância, ele parecia mais feliz; tinha a sensação de que algo bom estava para acontecer. Até assoviou algumas canções, o seu corpo parecia bem, não sentia o costumeiro cansaço, e seu cavalo também parecia ter pressa de chegar.

Seu Josino, meio impressionado com o que estava acontecendo em sua cabeça, apenas se deixava levar pelo pingo amigo. Atravessou a sanga, deixou o cavalo seguir à vontade. Passaram por um corredor que separava duas pastagens e seguiu em frente. Sentia uma sensação boa, mas sem entender o que era. Deixou pra lá e concentrou-se em chegar em casa.

Chegou ao galpão, desencilhou o pingo, pendurou os arreios, escovou o animal e soltou-o no piquete em volta do rancho. Deu de mão em sua mala de garupa e rumou pra porta de casa.

De longe, avistou um peão a esperá-lo, sentado preguiçosamente na entrada do rancho. O peão, ainda jovem, regulava uns 35 anos de idade. O olhar sereno, um simpático sorriso nos lábios, vestes bem surradas, embora limpas, um palheiro fino entre os dedos, chapéu tapeado na testa, lenço bem amarrado, barba e cabelos longos e escuros.

Seu Josino chegou-se bem pra perto do peão, estendeu-lhe a mão e o cumprimentou no estilo gaúcho. O peão correspondeu prontamente, inclinando a cabeça levemente em sinal de respeito, ao mesmo tempo que levava a outra mão ao chapéu, suspendendo-o levemente.

— Te achega pro rancho — disse Josino, com jeito bonachão e hospitaleiro. — Vamos tomar um mate.

Embora não soubesse quem era o visitante, não teve receio de recebê-lo no rancho e não fez nenhuma pergunta. Alguma coisa que ele não entendia lhe chamara a atenção em relação àquele sujeito que o esperava naquela tarde ali na estância.

— Se acomode aí no banco enquanto acendo o fogo! — disse Josino. — Até que esquento a água pro mate, vamos proseando.

O peão sentou-se em silêncio, enquanto seu Josino se ocupava dos seus afazeres sem dar muita importância ao inesperado e desconhecido visitante.

Com a fogueira bem acesa, a velha chaleira de ferro cheinha de água ficou pendurada no gancho sobre a labareda. Seu Josino remexia nos armários no galpão em busca dos ingredientes para o mate. Erva, cuia e bomba. Tudo na mão, era só esperar a água esquentar.

A casa, a essa hora, estava mergulhada na penumbra. O sol já descera atrás da colina, e a noite se apressava para dominar todo aquele cenário rural, lindo e silencioso.

A labareda da fogueira que esquentava a água também servia para iluminar e aquecer o rancho naquele início de noite. Lá fora se ouvia de vez em quando um latido do Pitoco, o velho cusco companheiro das muitas lidas. Há muitos anos que ele era o único parceiro e amigo inseparável do fazendeiro. Decerto o cusco pressentira alguma raposa, que sorrateira buscava a chance de conseguir o jantar apropriando-se indevidamente de uma das galinhas do rancho.

O visitante permanecia impassível. Rosto sóbrio, um leve sorriso nos lábios, de vez em quando remexia na espessa barba, olhar perdido no vazio, fixo, mas sem nenhum ponto determinado. Parecia uma pintura a fazer parte daquele cenário, tão absorto estava.

Seu Josino preparava a cuia de mate, com suas mãos rudes e habilidosas. Seus gestos eram quase automáticos, de quem estava habituado com aquele sagrado ritual. O que seria mais prazeroso para um gaúcho que vivia solito do que cevar um mate de tardezita, no final da jornada?

A seiva verde do chimarrão entrava pela garganta abaixo, fazendo o milagre da renovação das forças do velho rancheiro; pra ele a hora do mate era um momento louco de especial.

Se tivesse companhia era melhor ainda, pois além de matear podia contar uns causos e trocar ideias com quem o visitava. Este era um desses dias em que o chimarrão seria melhor, pois tinha alguém para dividir a cuia e prosear um pouco.

Seu Josino largou a cuia já cevada sobre a mesa, esperando a chaleira chiar avisando que a água estava quente e pronta pra iniciar a mateada. Enquanto isso, carregou pra fora do rancho alguma comida pro cusco. O velho amigo veio ao seu encontro se refestelando; lambia incansavelmente as mãos, as botas, até o rosto do seu Josino, enquanto recebia a comida das mãos do seu dono.

Voltou pra dentro do rancho, a chaleira estava chiando. Pegou a cuia, encheu e tomou o primeiro mate em silêncio, sorvendo o sangue verde até ouvir a cuia roncar. Encheu novamente a cuia e alcançou pro peão, que aguardava pacientemente. Deixou que o visitante tomasse o primeiro gole, levantou-se e pediu licença, dizendo:

— O amigo me permite, eu vou esquentar uma boia. Depois, já de barriga cheia, vamos prosear um pouco.

Deu meia-volta e dirigiu-se a um armário que tinha num canto, do qual retirou uma panela de ferro, que pendurou no gancho sobre a fogueira. E foi até um varal, formado por um fio de arame liso, esticado de lado a outro do rancho, preso nos baldrames. Ali ficavam pendurados os nacos de charque, que seria a base do jantar daquela noite.

Atiçou bem o braseiro, deu início ao cozimento da carne, deixou no jeito o arroz, separou alguns temperos e os deixou em uma mesinha velha ali ao lado, esperando o momento certo de ir para o fogo para complementar o preparo daquela iguaria campeira, que seria o banquete a ser servido para o visitante — era o arroz de galpão. Aquela noite merecia uma boia de primeira.

Enquanto a boia dava ponto, eles enveredaram por uma montoeira de prosa sobre as lidas campeiras.

Trocaram mais algumas cuias de mate, falaram sobre o tempo, sobre gado, falaram de como estavam lindos os campos naquela primavera, e que o pasto brotava viçoso após o rigoroso inverno. Esse fato deixava todos os fazendeiros entusiasmados. O capim verdinho e viçoso era um banquete para o rebanho, pois o desenvolvimento do gado mostrava-se promissor para aquele ano.

As noites ainda estavam geladas aqui no sul, e o calorzinho do fogo de chão trazia um delicioso e aconchegante conforto. As labaredas, movimentadas pela leve brisa que entrava pelas frestas do rancho, desenhavam nas paredes algumas figuras, fantasmagóricas, indecifráveis, e em constante movimento.

A iluminação era pouca. Apenas dois candeeiros a querosene se esforçavam para iluminar o velho rancho. Se não fosse a ajuda da fogueira, seria quase impossível caminhar pelo espaço sem que se tropeçasse em alguma coisa.

Quando o mate já estava lavado, seu Josino ergueu-se, foi até o fogo, mexeu um pouco a comida na velha panela preta e, com um sorriso no rosto, olhou pro visitante e disse, entusiasmado:

— A boia tá pronta, amigo.

Colocou a panela sobre a mesinha que estava sempre ali do lado, pegou pratos e talheres, e convidou o visitante, dizendo assim:

— Se aprochegue, vivente, o jantar está servido.

Serviu-se, e, enquanto o peão se servia, seu Josino pôs-se a agradecer a Deus, dizendo:

— Obrigado, Patrão Velho, lá da estância celestial, pela boia que nos serve hoje, a mim e ao meu convidado. Sei que me dás mais do que mereço, por isso te agradeço, porque, além de me saciar a fome, esta boia me restaura as forças e me deixa pronto para a lida de amanhã, Amém!

O peão parou de servir seu prato e mantinha o olhar fixo para seu Josino. Em seu rosto transparecia uma mistura de surpresa e admiração. Quando o fazendeiro concluiu sua oração, ele, com um olhar sereno, abriu um sorriso muito amável e concluiu, dizendo: — Amém!

Os dois começaram a comer em silêncio. Só se ouvia o *tirim-tirim* dos talheres tocando a louça dos pratos. Porém o silêncio durou apenas alguns segundos, e foi quebrado pelo visitante, que sem levantar a cabeça e sem tirar os olhos do prato, disse, num tom de amistosidade e aprovação:

— Muito bom, patrão! Muito bom!

Seu Josino não reagiu, apenas continuou comendo. O candeeiro pendurado no baldrame logo atrás do fazendeiro projetava sombra sobre ele. Dessa forma, era praticamente impossível decifrar qualquer tipo de emoção que se desenhasse em seu rosto.

Terminado o jantar, seu Josino, com a ajuda de um balde de alumínio, retirou água do poço em frente ao rancho e colocou uma porção sobre uma grande bacia sobre a mesa. Lavou os pratos, talheres, panela, cuia e bomba de mate, e guardou-os separadamente em seu velho armário, com um mínimo de organização, à qual estava habituado.

Enfiou a mão num bolso da bombacha, tirou de lá um pedaço de fumo e um maço de palha pra cigarro, escolheu uma e passou as demais pro peão que o visitava. Ele escolheu também uma e devolveu as restantes.

Seu Josino pacientemente picou seu fumo e entregou-o ao amigo para que também o fizesse. Enrolaram os respectivos cigarros de palha e deram algumas pitadas em silêncio. Então o velho fazendeiro soprou a fumaça em direção ao teto do galpão, ficou olhando até ela se dissipar por completo, virou-se para o peão e perguntou sem rodeios:

— Mas bah, tchê! Me conta aí! Quem é você? Como te chamas? Como é que veio dar com os costados pra estes lados? A que devo a honra de sua visita?

Foram tantas perguntas ao mesmo tempo que parecia que seu Josino queria compensar tanto tempo de silêncio desde sua chegada do campo, quando avistou o peão em sua casa, à sua espera. Mas era apenas o seu jeito simples; jeito de um Taura campeiro que vivia há muito tempo solito, no más.

Mesmo com tantas perguntas feitas de uma só vez, seus gestos não demonstravam nenhuma pressa de obter respostas. Ele tinha aprendido, depois de tantos anos vivendo sozinho ali naquele rancho, que não precisava ter pressa. Ali o tempo não contava muito.

O peão parecia partilhar dos sentimentos do fazendeiro. Deu mais uma tragada no seu cigarro de palha, com aquele sorriso que o acompanhava o tempo todo. Olhou para o fazendeiro, tocou a aba do chapéu com o dedo indicador e o empurrou até ele cair em suas costas, deixando ver sua vasta cabeleira escura e meio encaracolada. Passou a outra mão pela espessa barba, deu mais uma tragada e soprou a fumaça, que saiu em pequenas espirais. Esperou um pouco, endireitou-se no velho banco e disse:

— Pois bueno, patrão! Sou um peão de estância. Me chamo Emanuel dos Santos. A honra de estar aqui contigo é toda minha, patrão! Fiquei sabendo que estava precisando de ajuda aqui no rancho e me larguei pra estas bandas pra ver se posso ficar aqui e pelear lado a lado contigo, meu patrão... Sei fazer tudo o que um bom peão precisa saber, conheço a lida e estou disposto a te ajudar se tu quiseres. Além de ajudar nas lidas campeiras, ainda posso servir de companhia, tomar uns mates contigo, prosear um pouco, e ouvi-lo bastante, pois com certeza terás muitas coisas boas a me ensinar sobre a vida. Tenho um bom cavalo, e sei laçar qualquer tipo de ser vivente. Tenho muita saúde e força nos braços.

— Mas barbaridade, tchê! Me apavorei contigo! Me deixou quase sem prosa. Mas gostei de ti. Contudo me deixaste meio atucanado com este assunto! Como sabes que eu estava querendo alguém pra me ajudar no rancho? Nunca falei isso pra ninguém!

— Eu sei de muita coisa, muita coisa mesmo, seu Josino — respondeu Emanuel.

— Mas, bah, assim tu me deixas encabulado! Como sabes meu nome?

Emanuel, percebendo a confusão que estava passando pela cabeça de seu Josino, apenas sorriu. Balançando a cabeça afirmativamente, disse em voz baixa, porém alta o suficiente para que o fazendeiro ouvisse:

— Eu sei, seu Josino, eu sei teu nome desde que nasceste.

O fazendeiro o olhava espantado, sem entender absolutamente nada daquilo que o outro dizia. Ele continuou:

— Um dia você saberá.

Seu Josino desistiu de entender aquele misterioso homem que estava em sua casa, mas algo lhe dizia que podia confiar nele.

O seu olhar, seu sorriso quase permanente, sua maneira de falar, seus gestos o levavam a acreditar que aquele estranho era um bom homem. Além do que, seu instinto de velho Taura, talhado pela vida, pelo rigor do tempo, pela geada, o vento, a chuva e pelo sol, sabia reconhecer a léguas de distância um índio maleva e caborteiro. E o visitante, candidato a peão não lhe parecia ser o caso.

Aliás, estava certo quanto a isso. Não sabia como nem por que, mas tinha certeza de que Emanuel era um bom homem.

Continuaram por mais algumas horas falando sobre o gado e o tamanho da fazenda. Emanuel falou de algumas ideias para melhorar o rebanho, em como transformar a lida de campo em um jeito mais fácil de fazer, e outras ideias que seu Josino gostou logo de primeira. Nos intervalos entre uma conversa e outra, seu Josino se perguntava como não havia pensado naquilo antes.

A prosa fluía com muita naturalidade, pareciam velhos amigos. Era muito fácil conversar com Emanuel.

Quando se deram conta já era meia-noite. Seu Josino levantou-se, estendendo a mão para Emanuel, que a segurou firme. O fazendeiro sorriu pela primeira vez, e, olhando nos olhos do peão, disse como quem decreta uma lei:

— Está contratado! A partir de hoje você faz parte deste rancho! Seja bem-vindo!

Emanuel curvou o corpo um pouco pra frente, em sinal de concordância e de respeito ao velho fazendeiro, e agora patrão.

— Desencilha o teu cavalo e coloca ele no estábulo, e dá comida e água pro bicho. Arruma tuas coisas aí nesse catre perto do fogo, e vamos descansar o esqueleto, que amanhã vai ser um dia duro.

Virou-se, tomou um banho rápido, e foi pra sua cama antes mesmo de Emanuel retornar para dentro do rancho. Dormiu logo, nem viu Emanuel entrar.

No dia seguinte acordou com o canto dos galos da fazenda; era madrugada escura ainda, e como de costume levantou-se para preparar o mate e o desjejum da manhã. Dirigiu-se à porta do rancho e foi em direção ao banheiro que ficava lá fora, ao lado do galpão. Parou à porta e olhou espantado para a fogueira, que estava acesa. Emanuel, sentado ao lado, já estava com o mate pronto, e dava para sentir o cheiro gostoso de café recém-passado.

Seu Josino balançou a cabeça, um tanto incrédulo com aquela cena. Sempre fora sozinho, e era um pouco estranho ver outra pessoa por ali, ainda mais fazendo as coisas que rotineiramente era ele quem fazia. Deu um pequeno sorriso e seguiu em frente. Tomou um banho gelado com a água fria de uma mangueira que vinha de longe, desde a nascente no pé da serra, por um longo trecho serpenteando o vale até chegar ao rancho. Aquela água servia para o banho e para os animais domésticos. Para beber, seu Josino servia-se de um poço que há muitos anos ele mesmo escavara.

Não havia luz elétrica na propriedade, então o banho era sempre frio. Seu Josino se havia acostumado assim, e a natureza se encarregava de ajudá-lo um pouco, pois durante o inverno a água chegava bem morna, e no verão chegava sempre fresquinha.

Retornou para dentro do rancho, pronto para enfrentar um novo dia de luta. Emanuel o esperava com a cuia na mão, o mate fumegando, e cumprimentou seu Josino entusiasticamente e em voz alta:

— Bom dia, patrão! Toma cá, já fiz este mate gordo e bem topetudo, que tá bueno por demais.

Alcançou-lhe a cuia, e alegre, perguntou:

— Pronto pra lida, patrão?

Seu Josino balançou a cabeça afirmativamente, apanhou a cuia, sorveu um longo gole de mate, olhou para Emanuel e perguntou:

— Dormiste bem?

— Dormi como os anjos, seu Josino! Preparei o café e já encilhei os cavalos, que estão prontos pra partir pro campo.

Seu Josino olhava pra ele admirado, e a pergunta saiu meio sem querer:

— Mas a que horas levantaste? Já fizeste tudo isso?

— Acordei cedo, patrão. Não dizem por aí que "Deus ajuda quem cedo madruga"? Então, pulei cedito. Acredita nisso, patrão?

— Claro — respondeu ele — foi isso o que eu sempre fiz.

Conversaram bastante sobre as tarefas do dia enquanto tomavam café. Terminando, arrumaram as coisas no rancho, montaram seus cavalos e saíram para o campo. Andaram por algum tempo campo afora, e seu Josino ia mostrando as peculiaridades da fazenda. Pararam um pouco para os cavalos beberem água na sanga que serpenteava o vale de toda a fazenda até desembocar no grande e majestoso rio Uruguai.

Encontraram o rebanho em uma pequena colina, bem na hora em que os primeiros raios dourados do sol apareciam sobre o pasto e a boiada. Era uma manhã linda, e eles se sentiam gratos por terem sido agraciados pela natureza para contemplar em primeira mão aquele belíssimo e gratuito espetáculo. Ver aquele cenário tecendo as cores douradas dos raios do sol da manhã, que muito além da beleza lhes proporcionava um calorzinho agradável e aconchegante naquela manhã fria, era realmente um presente de Deus para começar bem o dia.

Iniciaram seus trabalhos e nem viram o tempo passar, e quando perceberam já havia passado do meio-dia.

Num dos raros momentos de folga entre um trabalho e outro, seu Josino retirou do bolso da velha bombacha o seu relógio, presente do seu pai, que lhe deu quando se mudou para a Estância do Céu. Olhou o relógio e gritou meio espantado:

— Meu Deus!... Já passou do meio-dia!

Emanuel, que estava a uma boa distância do seu Josino, aproximou-se e, sorridente, perguntou:

— Me chamou, patrão?

— Não, Emanuel! Apenas não percebi o tempo passar e já é tarde. Deves estar com fome?

Sem esperar resposta, disse:

— Vamos preparar uma boia.

Encontraram uma boa sombra ao pé de uma centenária figueira. Das malas de garupa retiraram o necessário para fazer o almoço. Foi rápido, e comeram bem. Seu Josino disse ao companheiro que, como era de seu costume, ele ia tirar um cochilo. Estendeu os pelegos sobre a relva e deitou-se. Emanuel permaneceu ali, sentado sob a sombra fresca da centenária figueira.

Quando seu Josino acordou do cochilo, ele estava ali, pacientemente esperando seu patrão para reiniciarem a lida. Levantou-se, montou, e com um leve sorriso, exclamou:

— Vamos, patrão.

O fazendeiro ergueu-se e olhou ao redor. Arregalou os olhos e seu rosto se modificou, demonstrando incredulidade naquilo que via.

O gado, estranhamente, permanecera pastando ao redor deles sem se dispersar; pareciam esperar um gesto ou uma ordem para poder se retirar. Segundos depois saiu daquele transe, olhou à sua volta e viu Emanuel já montado em seu crioulo branco com a mão erguida. Fazia movimentos suaves, como dizendo à boiada: "Vão!"

Era incrível! A boiada se movimentava lentamente à procura de melhor pastagem. Com pequenos assovios, Emanuel incentivava o gado a andar.

Seu Josino, estupefato, pensava consigo mesmo: "Quem será este homem? Quem o enviara ali? Por que o gado lhe obedecia daquele jeito? Há quarenta anos ele cuidava daquela fazenda, daquela boiada, e nunca tinha visto acontecer algo semelhante.

Estaria sonhando? Caminhou até seu cavalo, jogou os pelegos sobre os arreios, montou de um salto, e quando se sentiu montado em seu cavalo, teve certeza de que não era sonho. Era real. Aquilo estava mesmo acontecendo.

Aproximou-se de Emanuel e olhou para ele. Seu rosto era passivo, um sorriso amável nos lábios, olhar sereno. Era sensação agradável estar próximo a ele. Emanuel, vendo seu Josino meio perturbado, falou, incentivando-o:

— Vamos continuar a lida, patrão.

Mas que diacho, agora sim! Ainda por cima era ele, o peão, quem convidava para o trabalho. Deveria ser o contrário! Seu Josino lembrou-se de que havia pedido ajuda a Deus, mas não precisava ser tanto. Falou baixinho para que Emanuel não ouvisse:

— Tudo bem que eu pedi ajuda a você, meu Deus, mas não precisava exagerar!

Olhou para Emanuel, que sorria. Aquilo deixou o pobre homem mais confuso ainda. Será que ele ouvira? Impossível! Fora só um sussurro. Não pode ser. Ou será que ele estava ficando louco? Não! Também não era verdade. Quando se deu conta Emanuel já ia longe, seguindo atrás da boiada. Alcançou-o e seguiram repontando o rebanho; conduziram-no por um corredor até chegarem ao outro lado da colina. Era um vale bonito, amplo e com muito pasto verdinho e tenro, um banquete para o gado se fartar. Ao lado passava uma sanga que oferecia água boa, fresca e abundante para saciar a sede da bicharada.

O gado pastava tranquilamente, e os dois deixaram-nos por ali e foram mais adiante para consertar algumas cercas. Trabalharam duramente até o sol começar a descer por detrás da serra. As sombras começavam a alongar-se e a temperatura dava mostra de que ia cair rapidamente.

Rumaram pro rancho. Seu Josino, que trabalhara duro durante o dia todo, diferentemente dos outros dias dos últimos anos, naquela tarde não se sentia cansado. Estava muito bem, e até assoviava algumas canções enquanto conduzia seu cavalo rumo à sede da fazenda.

Desarrearam os cavalos, puseram-nos no estábulo, deram-lhes água e comida e cuidaram dos outros animais do rancho. E, enquanto seu Josino se preparava para o banho, Emanuel foi à busca de lenha para a fogueira. Precisavam preparar o jantar e também se aquecer, pois a noite prometia ser bastante gelada e o fogo de chão era o único aquecedor de que dispunham.

Depois de tudo pronto, banho tomado, fogueira acesa, jantar em andamento, prepararam um mate bem a capricho, como era costume do seu Josino, sentaram-se à beira do fogo e trocaram muitas vezes de mão a cuia de chimarrão.

O jantar estava pronto, e desta vez o cardápio foi frango caipira ao molho, acompanhado de arroz e salada de almeirão do campo. Novamente, após servir o prato, seu Josino pôs-se a agradecer, dizendo:

— Obrigado, Patrão Velho da Estância Celestial, por este alimento que me sacia, me fortalece, me dá vida e me faz um felizardo porque tenho o que comer e dividir com meu amigo.

Emanuel manteve-se olhando fixamente e em silêncio para o fazendeiro durante a oração. Quando ele concluiu, Emanuel falou solenemente:

— Amém!

A comida estava ótima. Arrumaram os utensílios, trataram o cão e sentaram-se ao lado do fogo. Seu Josino sentia-se como um menino e não sentia o cansaço da lida do dia. Estava feliz, até sorria sem muito motivo, algo raro de ver naquele homem rude. Há muito não se sentia tão bem assim.

Passou a pensar nisso enquanto enrolava seu cigarrito de palha. A última recordação que tinha de sentir-se feliz assim fora há muitos anos, quando a sua amada, numa noite quente e de lua cheia, enquanto estavam sentados na varanda do rancho, disse-lhe toda cheia de carinho:

— Estou esperando um filho seu!

Seu Josino se lembrava como se fosse agora. Quando ficava em silêncio absoluto, parecia ouvir a voz da sua antiga companheira anunciando que logo, logo, teriam um peãozinho correndo solto pela fazenda.

De repente entristeceu-se ao lembrar de que, por algum motivo que ele jamais entenderia, o menino não vingou. Agora tinha uma sensação parecida. Sentia uma alegria inexplicável que lhe enchia o peito, tinha vontade de rir alto e de correr a pé pelo rancho, parecia um menino quando ganha um brinquedo novo.

Não sabia explicar o que era aquilo, só sabia que era bom. Entre uma e outra pitada assoviava uma pequena canção, ajeitava-se no banco, soprava a fumaça pro alto, ficava por incontáveis segundos olhando fixamente pra ela até que se dissipasse, como se pudesse ver nela alguma coisa que só ele compreendia. Em dado momento, como se tivesse acordado de um sonho bom, ainda com um leve sorriso, olhou para onde estava sentado Emanuel. Viu o parceiro com seu pito no canto da boca, pacientemente sentado, muito quieto; parecia até estar fazendo uma oração.

Seu Josino sentiu medo de atrapalhar algum pensamento importante do amigo, que parecia tão compenetrado. No entanto, ele, percebendo a movimentação do fazendeiro, endireitou-se rapidamente no velho banco. No seu rosto estampava-se novamente aquele sorriso que lhe era peculiar durante a maior parte do tempo. Era a sua marca registrada.

Seu Josino, percebendo a movimentação espontânea do outro, aproveitou e alegremente perguntou a Emanuel:

— Bueno! O meu amigo gostaria de ouvir uma marca campeira? Vou pegar minha acordeona.

Emanuel assentiu com a cabeça. Seu Josino abriu um velho baú de madeira envernizada, tirou de lá sua acordeona, companheira de muitos anos de solidão, sentou-se com ela nos braços e disse a Emanuel:

— Mas barbaridade, tchê, faz muito tempo que não toco pra outros ouvir! Sempre fomos só eu e meu cusco. O bicho sempre foi meio tinhoso, enquanto eu tocava ele me acompanhava uivando, e por muitos anos nós formamos um dupla e tanto — disse ele, sorrindo.

Emanuel também sorria, gostando de ouvir as histórias daquele homem que vivia tão solitário por tanto tempo. Por causa disso, não era de duvidar que seu cusco fizesse um dueto pra cantar com ele. Eram dois amigos inseparáveis.

Tocou um xote e uma vaneira, depois tocou e cantou a Valsa das Flores. Dava para perceber que aquela música era especial pra ele, devia trazer-lhe algumas recordações do passado, pelo sentimento estampado em seu rosto. Ouvindo-o cantar, Emanuel conseguia ler detalhadamente todos os traços desenhados na face de seu Josino, os alegres, os tristes, os sentimentais, as marcas que o amor deixara gravado em seu olhar quase sempre meio perdido, a saudade dos velhos pais que havia algum tempo se foram. Tudo. Tudinho. Estavam lá, e se revelavam a cada verso que seu Josino cantava.

Mais uma noite em que seu Josino perdeu a noção do tempo. Tocou uma música, tocou e cantou tantas outras. A tertúlia era composta pelo seu Josino, Emanuel e o Pitoco, que não decepcionava na cantoria. O serrão avançou noite adentro, e já era quase madrugada quando se deu conta de que precisavam descansar para o outro dia. Com um pouco de censura na voz, disse a Emanuel:

— Barbaridade, tchê, por que não avisaste que estava tarde?

— Não quis aborrecê-lo, patrão. O senhor tocava tão feliz que mais parecia um menino correndo atrás de uma pipa! Tava bueno por demais, tchê.

Seu Josino deu de ombros, guardou a gaita e foi para seu catre para dormir.

Emanuel também se recolheu em sua cama simples, feita de tábuas com alguns pelegos jogados por cima. De cobertor tinha um pala de lã de carneiro que era suficiente para aquecê-lo nas noites frias. Sabiamente ele colocara o seu catre próximo ao fogo de chão, o que contribuía para mantê-lo bem confortável enquanto o fogo se mantivesse aceso, ou até que o braseiro apagasse totalmente.

Seu Josino, apesar de estar tarde, demorou pra adormecer. Não conseguia esquecer-se de como sua vida havia mudado tanto nos últimos dias. Virava-se de um lado para o outro e, por mais esforço que fizesse para dormir, voltava a lembrar-se dos últimos acontecimentos.

Aquele moço: como fora aparecer ali? Não se lembrava de ter falado pra ninguém que estava precisando de um peão... O seu jeito, seu sorriso cheio de bondade, tudo o que ele sabia, as ideias ótimas que lhe dera, apesar de ser muito mais novo... Como era bom estar trabalhando junto com ele, como ele mantivera o gado pastando ao seu redor enquanto ele dormia na sombra da árvore, como o gado lhe obedecia com um simples gesto e pequenos assovios...

Tinha algo diferente naquele homem... mas o quê? Como explicar? E o fato de ele, Josino, não estar sentindo nenhum tipo de cansaço. O que o fez tocar e cantar naquela noite como há muitos anos não fazia? Por que estava o tempo todo sentindo uma sensação de alívio, de felicidade? Ele até voltara a sorrir... Era deveras estranho.

Pelo menos nas últimas duas ou três décadas, enfrentara uma terrível solidão, um trabalho exaustivo. Seu corpo já não respondia na força, nem com a intensidade necessária... Mas agora, não sentia mais dores, nem cansaço, nem solidão, a tristeza fora embora, e ele se sentia feliz. Por quê? Por quê? Virou-se na cama em busca dessas respostas até que a madrugada o venceu e ele enfim adormeceu.

Logo o dia começou a amanhecer. Os galos, com seus cantos melodiosos, deram as boas-vindas a mais um dia na fazenda. Seu Josino levantou-se e percebeu que novamente Emanuel já havia preparado tudo. Alimentara os animais, acendera a fogueira e estava com o café pronto e quentinho. À beira do fogo, tomava tranquilamente a primeira cuia de chimarrão.

Seu Josino fez sua higiene e chegou-se à beira do fogo. Foi recebido com um caloroso:

— BOM DIA, PATRÃO!

Aquele sorriso bondoso e uma mão estendida lhe ofereciam a cuia de mate. Seu Josino olhou para Emanuel, e, enquanto pegava a cuia, chacoalhou rapidamente a cabeça na tentativa de se livrar daqueles pensamentos que lhe povoaram a mente a noite toda.

Tomaram algumas cuias de mate, conversaram sobre as atividades do dia, e Josino comunicou ao amigo que depois do almoço o deixaria sozinho na fazenda. Era um sábado, e precisava ir para o vilarejo de Santa Cândida. Havia combinado alguns dias antes com o técnico veterinário que se encontrariam no sábado lá no Bolicho do Tonico, onde o moço da cidade lhe entregaria algumas vacinas para o gado.

Precisava também comprar mantimentos para o rancho, e queria saber como estava o preço do boi gordo, pois dispunha de algumas cabeças de gado prontas para o comércio.

— Sem problemas! — disse Emanuel.

Trabalharam até meio-dia no campo, e repontaram para a mangueira próxima ao rancho. Algumas reses precisavam de alguns cuidados específicos, e esta seria a tarefa para Emanuel fazer enquanto ele resolvia as coisas no vilarejo.

Almoçaram no rancho, e após o almoço seu Josino montou seu cavalo e se pôs a caminho da pequena cidade. Parecia apressado, um pouco mais nervoso que de costume, e disse que queria voltar cedo, mas isso não convencia nem a si mesmo. O fato é que tinha alguma coisa o incomodando. Mesmo trabalhando duro até meio-dia, não deixara de pensar nem um minuto sobre os últimos acontecimentos, e aquilo o tirava do seu norte.

Outro exemplo estava acontecendo naquele momento. Havia trabalhado pesado até o meio-dia, e mesmo assim não sentia nenhum desconforto, montado em seu cavalo. Do alto dos seus 72 anos de idade, vividos no rigor do tempo, que até há alguns dias lhe proporcionavam algumas dores musculares e alguns reumatismos, não tinha mais a mesma agilidade de outrora. Apesar de tudo isso, naquele momento estava se sentindo como um jovem de dezoito anos.

Sua pressa era fugir dali, ficar um pouco sozinho para tentar entender o que estava acontecendo. Foi-se estrada afora, matutando nesses pensamentos, e quando percebeu que já avistava o povoado levou um susto. Andara por doze quilômetros e nem havia percebido. Passou por corredores, atravessou pelo menos duas vezes a sanga, a mesma que cortava sua fazenda, abriu e fechou porteiras, passou pela sede de outras fazendas, encontrou pessoas, cruzou com automóveis e nem se dera conta. Um pensamento absurdo o deixou apavorado. "Será que eu morri e Deus não me quis, e eu me transformei num zumbi? Meu Deus! Não pode ser! Não, Não! Isso é ridículo!"

Além do mais, ele sabia que zumbis não existiam. Soltou as rédeas sobre o pescoço do cavalo e com as duas mãos deu vários pequenos tabefes em ambos os lados do próprio rosto, como se tentasse despertar de algum sonho indesejado. Precisava se livrar daquele sentimento. Mas como? Saíra solito pra resolver aquilo. "Mas como? Pensa, Josino! Pensa, homem!", dizia baixinho pra si mesmo.

Olhou pro vilarejo e tocou em frente. Deixaria para pensar naquilo na volta pro rancho. Faltava menos de um quilômetro para chegar ao povoado e, embora seu Josino estivesse decidido a não sucumbir àqueles pensamentos, não obteve êxito — eles voltaram logo após ter percorrido apenas alguns metros.

Seu cavalo parecia ter sido programado para ser conduzido pelo piloto automático. Seu Josino só saiu daquele transe quando, já no povoado, cruzou com seu

Honorato, amigo de juventude e parceiro de fandangos que frequentavam juntos pela região. Josino acordou com o amigo chamando-o:

— Olá, velho ranzinza!

Seu Honorato, como seu Josino, envelhecera morando no mesmo lugar em que viveu sua infância. Era viúvo havia muitos anos. Um acidente na doma de um cavalo o obrigou a amputar uma perna. Há alguns anos vivia com um filho e deslocava-se pra todo lado com a agilidade do domador que sempre fora, apesar da velha muleta feita da forquilha de um pequeno tronco de guamirim.

O cumprimento brincalhão do velho amigo foi o bastante para trazê-lo de volta à realidade. Sorriu cumprimentando o amigo e seguiu para o Bolicho do Tonico, onde se encontrava todo tipo de negociação. Era ali que tudo acontecia, e ali se sabia de tudo. Aquele lugar era a referência para todo o pessoal da região. O Bolicho do Tonico era um misto de mercado de compra e venda, correio, jornal, confessionário; só não era igreja, pois esta ficava ali do lado, a poucos metros de distância. Mas para a confissão dos pecados alheios, o padre e seu confessionário perdiam feio pro balcão do Bolicho do Tonico.

Seu Josino apeou do cavalo em frente ao bolicho e amarrou-o em um pé de pessegueiro que teimava em crescer ali na beira da rua. Foi cumprimentado por muitas pessoas que estavam ali ou passavam pela estreita ruazinha de terra. Ele era muito conhecido. Todos adoravam seu Josino, sujeito trabalhador e honestíssimo que estava sempre pronto a ajudar quem precisasse em qualquer apuro. Por isso todos da região o estimavam muito, apesar de seus momentos de ranzinzice.

Cumprimentou seu Tonico no estilo bem gaúcho, pediu um gole de pura no balcão da venda, bebeu a dose de um gole só e pediu mais um. Puxou fumo e palha, enrolou um pito, e enquanto fumava trocava alguma prosa com o bolicheiro. A eles se juntaram mais alguns fazendeiros que também estavam no vilarejo e a prosa se generalizou sobre o gado, o pasto e algumas enfermidades da boiada que dificultavam a vida dos criadores.

Seu Josino recebeu as vacinas que o veterinário, que viera um dia antes do combinado, deixara com o bolicheiro. Comprou o que era necessário pra manter o rancho, e antes de sair discutiram entre todos os fazendeiros que ali estavam qual seria um bom preço pra vender o gado que estava gordo.

Acharam melhor se reunirem novamente depois que seu Tonico, que era o intermediário dos compradores, lhes fizesse uma boa oferta. Para que isso acontecesse, combinaram de juntar a boiada de todos eles num grande rebanho, e assim conseguiriam um melhor preço pelo gado.

A conversa foi longe, entardeceu, e seu Josino sentiu que logo cairia a noite. Já havia bebido além do esperado. Juntou suas coisas, colocou sobre o cavalo e montou com muita dificuldade; a cabeça pesava mais que o corpo. Seria uma jornada e tanto, ele ainda tinha mais de duas léguas pra percorrer até chegar ao rancho.

Seu cavalo conhecia bem o caminho, e saiu numa marcha troteada carregando seu Josino, seus pensamentos e suas compras de volta pra casa.

No retorno pra fazenda foi menos sofrido. Seus pensamentos não o perturbaram tanto porque o fazendeiro havia tomado uns tragos além da conta e isso lhe dera uma sensação de euforia. Sorria sozinho, cantava repetidas vezes a mesma canção, ensaiava alguns discursos pra quando chegasse em casa, que precisava despejar em Emanuel. Sabia na ponta da língua tudo o que deveria dizer, mas no minuto seguinte já não se lembrava de mais nada. Cumprimentava os palanques dos alambrados, feitos com arame liso, pensando que eram pessoas que vinham no sentido contrário.

Não conduzia o seu cavalo, era o animal que o conduzia. O alazão conhecia muito bem o caminho e por certo levaria seu Josino até a porta da sua casa. É nessas horas que se reconhece quão gentis e fiéis são os cavalos. Por esse motivo é que muitos gaúchos são conhecidos como centauros! Isso caracteriza essa relação do homem com o cavalo. Na vida de um campeiro, nunca se sabe ao certo onde termina um e começa o outro.

Quando seu Josino chegou ao rancho, já havia escurecido. Viu Emanuel sentado na varanda tomando um mate. O cavalo parou bem em frente ao galpão e seu Josino, gesticulando muito com as mãos, falava palavras desconexas, incompreensíveis, mas a julgar pela sua empolgação, para ele se tratava de um eloquente, esclarecedor e importante discurso.

Emanuel percebeu logo a situação e tratou de descer seu Josino do cavalo. Levou-o para dentro e a muito custo convenceu-o a deitar-se em seu catre. Depois descarregou e desencilhou o cavalo, guardou-o no estábulo, deu-lhe comida e água, acariciou o pescoço do animal, e sorridente lhe falou:

— Bom trabalho, rapaz, bom trabalho! Trouxe direitinho pra casa o velho Josino. Obrigado, amigo.

Acariciou novamente o cavalo e retirou-se para guardar as compras. Quando entrou no rancho seu patrão já havia adormecido. Pensou em acordá-lo para oferecer-lhe o jantar, mas, vendo que dormia profundamente, desistiu. Voltou pra varanda e continuou com seu chimarrão. De onde estava, deu uma olhadela pelo vão da porta e viu seu patrão dormindo, balançou a cabeça e deu um sorriso largo que poderíamos afirmar ser muito bondoso e compreensivo.

Não se sabe quanto tempo ficou ali em silêncio, guardando seu amigo que estava totalmente apagado. O Pitoco, deitado ao seu lado, parecia querer acompanhá-lo naquela vigília. Os animais sentem a necessidade de afeto que os humanos têm, e Pitoco sabia que seu dono precisava dele naquele instante; embora a meia distância, estava lá para ser companhia do patrão e dar apoio ao amigo que também ajudava.

Emanuel sabia disso e sentia-se feliz com a atitude do cãozinho. Com voz baixa dizia para si mesmo:

— Que bom seria se todos os homens fossem assim. O mundo seria muito melhor se as pessoas se importassem com as mazelas dos outros. Quantos sofrimentos seriam evitados, quantas alegrias seriam compartilhadas!

Até pra Deus era difícil compreender os homens.

Depois de muitas horas contemplando aquela noite fresquinha de primavera, decidiu recolher-se e deitou-se em seu catre. Antes, ordenara ao Pitoco que fosse dormir no estábulo, e o cusco obedecera prontamente.

O dia estava para amanhecer e não havia nenhuma nuvem no céu. A Estrela D'Alva vinha repontando a madrugada, os pássaros faziam festa nos galhos das árvores em redor do rancho, e os galos chamavam para um novo dia.

Seu Josino acordou com aquela linda orquestra de pios e cantos, de bater de asas, de latidos do velho cusco, intermeados com o mugir de alguns bezerros, apartados de suas mães. Aquilo era a música da natureza e aquela sinfonia era regida pelo Criador de todas as coisas. Aquilo era indiscutivelmente uma obra de Deus e fora especialmente dedicada a ele, que vivia tão só naquele distante rincão.

Levantou-se meio tonto ainda, a cabeça lhe doía um pouco. Não se lembrava de como havia chegado em casa na noite anterior e sentiu-se meio envergonhado. Porém sabia que aquilo não era comum em sua vida. Ele era normalmente sóbrio e bem regrado, e não sabia explicar como aquilo acontecera. Bom, não importava, hoje era outro dia, que, segundo sua sabedoria, só seria vivido uma única vez.

Pensou consigo mesmo:

— Vamos lá, Josino, trate de aproveitar bem o seu dia!

Dirigiu-se à porta de saída do rancho, que dava acesso ao banheiro. Antes de sair deu uma olhada para o fogo de chão e viu Emanuel sentado ao lado com uma cuia de mate em uma das mãos, e na outra um cigarrito de palha. O jovem acenou com a mão que segurava a cuia, na intenção de cumprimentá-lo e ao mesmo tempo oferecer-lhe um chimarrão. Seu Josino pensou consigo novamente: "A que horas esse homem dorme?"

Sabia que não teria essa resposta e continuou sua saída. Ao chegar à varanda arregalou os olhos e não acreditou no que via. Tudo estava diferente, muito limpo e arrumado. Nunca se dera conta de que possuía um bosque tão lindo em derredor do rancho. Jamais tivera tempo de limpar por sob as árvores, e agora, em um único meio dia que deixara Emanuel sozinho, aquilo se transformara em um lugar lindo e aconchegante. Era de tirar o fôlego.

As coisas em volta do rancho estavam bem arrumadas e não havia mais nada empilhado de qualquer maneira. Estava tudo organizado, e o banheiro sofrera uma reforma e uma limpeza que há muito tempo não via. Foi até o celeiro e ficou abismado. Não havia nada fora do lugar, e aquele espaço também estava irreconhecível.

Voltou pra dentro de casa com uma sensação de incredulidade. Estava espantado como fora possível Emanuel sozinho fazer aquilo tudo em tão pouco tempo. Quando entrou de volta no rancho, ficou ainda mais surpreso. Ao levantar-se, não tinha percebido que ali tudo foi limpo e muito bem arrumado. Parecia até que a casa ficara muito maior com a organização. Dava pra sentir o cheiro da madeira recém-lavada. Os mantimentos que comprara no dia anterior estavam bem acondicionados nos armários, que também estavam com suas portas consertadas e lavadas. Tudo estava perfeitamente em ordem, era inacreditável a mudança pela qual tudo ali passara.

Decididamente havia de ter sido um mutirão com muitas pessoas pra fazer todo aquele trabalho em apenas meio dia.

Ou então seria obra de Deus.

Ele estava em outro mundo, em outra casa, em outra propriedade que não era a sua. Enquanto ele olhava admirado pra tudo aquilo, ouviu a voz de Emanuel, que enigmaticamente dizia:

— Precisamos melhorar muita coisa, seu Josino, muita coisa!

A voz do peão o trouxe de volta à realidade. Olhava para Emanuel com os braços estendidos pra frente e com as palmas das mãos viradas pra cima, e apontava ao redor perguntando com palavras entrecortadas pelo espanto:

— C... co... como assim? Q... quem te ajudou? Por... por... quê?

Emanuel sorria, e foi assim, sorrindo, que disse:

— Sente-se aqui, meu bom Josino!

Apontava o banco a seu lado. Quando o fazendeiro sentou-se, alcançou-lhe uma cuia de mate e falou-lhe com uma voz amigável:

— Calma, seu Josino, muita calma. Agora vamos tomar um bom mate, depois conversamos.

Tomaram chimarrão por um longo tempo, depois tomaram café com pão e ovos mexidos. Puxa! Uma delícia! O dia amanhecera, e Emanuel perguntou ao seu Josino:

— O que vamos fazer hoje, patrão?

Seu Josino olhava fixamente para sua caneca de café, parecendo buscar nela alguma resposta, e disse sem olhar para Emanuel:

— Hoje não vamos fazer nada! Hoje é domingo! É um dia santo, dedicado ao Senhor meu Deus! Aqui por estes pagos a gente não trabalha no domingo e oferece a Deus este dia de descanso.

Emanuel ouvia seu Josino e balançava afirmativamente a cabeça em sinal de aprovação.

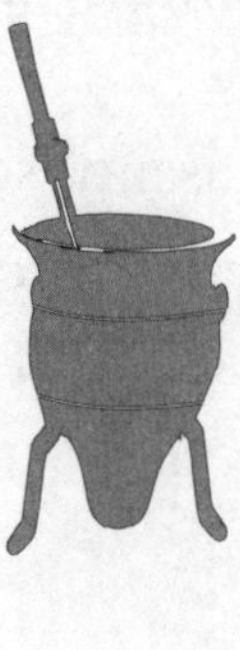

A REVELAÇÃO

— Muito bem, seu Josino, você tem demonstrado ser um homem sábio, trabalhador, honesto e bondoso!...

E continuou:

— ...É, podemos dizer que sim, apesar dessa sua cara feia e quase sempre enfezada, você é um homem bom.

Seu Josino o olhava com espanto e curiosidade: quem lhe dera liberdade de falar assim de sua cara? Esse peão tá louco? Antes que ele pudesse responder, Emanuel continuou:

— Sei que tens andado intrigado comigo, e que estás buscando algumas explicações para muitas coisas que aconteceram por aqui! Sei que andas por demais intrigado com a minha origem, de como eu cheguei aqui. Sei que se pergunta como foi que sua vida teve uma reviravolta que nem você consegue entender. Isso até o fez pensar que havia morrido! Por isso até tomou um pileque feio ontem à noite. Pois bem. Se queres saber, o que queres saber, pergunte. Estou aqui para lhe dar as respostas que tanto procura.

O espanto do seu Josino agora virara paralisia. Ele não conseguia mexer sequer um músculo, as palavras não saíam de sua boca. Como poderia alguém saber tanto dele, da sua vida, em tão pouco tempo de convivência? Como aquele homem tinha a capacidade de desconcertá-lo?

Aqueles sentimentos não eram em vão. Tinha mesmo alguma coisa naquele homem que mexia com ele, e agora que poderia saber o que era não tinha coragem de perguntar.

"Vamos, Josino, vamos", se autoincentivava. Tentava de todas as formas encontrar forças para entender aqueles mistérios que o estavam perturbando por vários dias. O que seriam aqueles sinais que havia percebido? O gado obedecia mansamente aquele homem, o trabalho não lhe trazia mais cansaço, os dias estavam cada vez mais agradáveis, e sua morada tinha se transformado em um pedaço do paraíso. Precisava saber, tinha que compreender o que estava acontecendo.

Fez um esforço quase sobre-humano e gaguejou uma pergunta:

— Q... Que... Quem te falou que eu precisava de alguém pra me ajudar?

— Você me falou!

— Quem?... Eu?... Quando?... Eu nunca tinha te visto! Não te conhecia! Nunca falei disso com ninguém.

— Você já tinha me visto, só não sabia quem eu era. Você sempre me conheceu! Foi você que me pediu ajuda!

Seu Josino olhava Emanuel e não acreditava no que ouvia. Emanuel continuou:

— Um dia você trabalhava no pasto, e muito cansado, suplicava assim: "Bem que Deus podia me ajudar!"

Josino se lembrava claramente desse dia e da súplica.

— Então — disse Emanuel — ***eu ouvi! Eu vim te ajudar! Não quis mandar ninguém, vim eu mesmo!***

Seu Josino apontava com o dedo indicador para Emanuel enquanto perguntava com voz trêmula e os olhos arregalados:

— Você tá querendo me dizer que vo... você é... DEUS??!!

Emanuel não respondeu de pronto. Então ele voltou a perguntar:

— Você é Deus?

— Sou, sim — respondeu Emanuel, com uma calma que deixou seu Josino gelado.

Rindo com um pouco de sarcasmo, seu Josino falou:

— Deus, você! Ha... ha... ha! Não brinca! Com Deus não se brinca, amigo, ele pode te castigar.

— Não estou brincando, amigo. Você pediu a minha ajuda com tanta força que não tive outra escolha. Estou aqui, vim te ajudar! Outra coisa, meu amigo. Deus não castiga ninguém. São as pessoas que induzem sofrimentos a si mesmas, que atraem coisas ruins para si mesmas. Se elas abusam de Deus é porque não creem nele, e se não creem é porque não acreditam em si mesmas. E se isso acontece, suas vidas perdem o sentido e acabam caindo em um lamaçal de acontecimentos infelizes e indesejáveis, então colocam a culpa em Deus. Você não acha que se Deus quisesse punir alguém, teria punido aqueles que pregaram seu Filho numa cruz? No entanto, deixou-os ir. Deu-lhes tempo para pensar e se arrepender por sua própria decisão, de rever seus erros através de sua própria consciência.

E continuou:

— Sou eu, o Deus para quem você pediu ajuda! Eu tenho visto o quanto tens trabalhado em silêncio e resignado por todos estes anos! Eu vi todos os teus sofrimentos, tuas angústias, tuas dores, até os pileques que você tomou lá no Bolicho do Tonico. Vivi junto contigo a tua solidão, a falta da tua companheira, de um amigo pra conversar e repartir o mate. Eu senti contigo no passar dos anos cada dor que teus músculos sentiam, cada dificuldade que te atormentava a existência, por saber que estava envelhecendo e já não podias mais executar todas as tarefas de outrora. Eu vi! Eu vivi! Eu senti junto com você. Mas você era por demais durão, orgulhoso, soberbo, cabeçudo, jamais quis admitir que teria de pedir ajuda, até sucumbir ao sofrimento e o cansaço. Também testemunhei que, apesar de ser um velho rabugento e teimoso, a tua honestidade, a tua bondade e empatia foram sempre inquestionáveis. O que há de bom em você supera em muito o que há de negativo, por isso eu vim te ajudar.

Seu Josino balançava a cabeça e mantinha um olhar um tanto enigmático, às vezes perdido no horizonte, outras vezes fixo no seu interlocutor, enquanto ele falava.

Quando Emanuel — Deus — deu uma trégua, ele falou em tom sarcástico:

— Ah tá... Então tu és Deus! Mas barbaridade, tchê! Então os papéis aqui estão invertidos. Eu não sou o patrão. O Patrão aqui é você! Mas, bah! Agora tu vai te embretar numa moita de unha de gato! Me explica uma coisa! Se como dizes, tu és Deus, como é que tu usas bombacha, botas, chapéu e lenço no pescoço, até esporas tu usas; por acaso Deus nasceu aqui nestes pagos do Sul? Se és Deus, como é que tomas uns goles de canha e faz um pito de palha como ninguém? Deus também tem vícios?

Emanuel, sem perder o sorriso, respondeu:

— Nós dois somos patrões! Nossas estâncias é que são distintas. A tua é esta, aqui no sul do Brasil. A minha é no infinito! Porém elas estão interligadas; quando os peões e as prendas daqui terminam sua jornada na terra, eu os recebo em minha Estância, onde iniciam outra jornada. Quanto à minha aparência em sua frente, como me visto e como me comporto, não são vontades minhas! São tuas.

— Como, minhas? — perguntou seu Josino.

— Sim, tuas! Quando tu pediste a ajuda de Deus, pediste algo que tu pudesses compartilhar, um companheiro de trabalho, mas que vivesse como tu vives, que partilhasse dos teus hábitos, que comesse da tua comida, que tomasse umas canhas contigo, que acendesse um pito pra fumar contigo, que se vestisse como tu te vestes, e que mateasse contigo. Isso era o que tu querias. Eu sou Deus. Posso assumir qualquer forma. Qual é a forma que tu achas que Deus tem, Josino? Um ancião de barba e cabelos brancos e longos, envolto em um luminoso e enorme manto branco e que se desloca voando mesmo sem asas? Não, Josino! Eu sempre terei a forma que meus filhos quiserem que eu tenha. Eu estarei sempre próximo deles ou daquilo que eles desejam. Você queria um companheiro à sua semelhança, eu me fiz assim e aqui estou contigo. Lembras-te de que há algum tempo os meios de comunicação mostraram um mendigo que morava sob uma ponte, ele e seu cachorro? Conta a história que o mendigo adoeceu e foi levado ao hospital, e lá ficou por muitos dias sem melhora. Ele não pedia por nenhum familiar, nenhum amigo, apenas pedia pelo seu cachorro. Um dia, inexplicavelmente, um cachorro apareceu lá no hospital. Os médicos e as enfermeiras se lembraram dos insistentes pedidos do mendigo, e supondo que aquele era o seu cachorro, o deixaram entrar. O cão foi direto ao leito do mendigo para lamber-lhe as mãos. Com este acontecimento os médicos perceberam que o mendigo melhorou consideravelmente, então permitiram a presença do cachorro junto ao mendigo por mais alguns dias, até que ele teve alta. Os médicos atribuíram a cura do homem à presença do cão companheiro.

— É, eu ouvi — disse seu Josino. — Mas o que isso tem a ver contigo?

— O cão era eu! — respondeu Emanuel. — Tudo o que aquele homem queria naquele momento ruim pelo qual passava era a presença do seu melhor amigo. E lá fui eu na forma de seu cão! O seu cão verdadeiro andava perambulando em busca de comida pelas ruas da cidade. Lembra dessa outra história muito comentada? Uma senhora em idade avançada estava muito mal, e por mais que os médicos dissessem que ela não tinha mais que algumas horas de vida, ela não morria. Os dias passavam e a velha senhora pedia insistentemente a presença de seu filho, que havia mais de vinte anos desaparecera no mundo. Ninguém nunca mais soubera notícias suas, porém ela sempre dizia que não poderia descansar enquanto não visse seu filho. Certo dia seu filho apareceu no hospital, abraçou a mãe, beijou-a no rosto, secou suas lágrimas e a abraçou carinhosamente contra seu peito. Ele a largou de volta na cama, e com um sorriso nos lábios ela morreu. Ninguém sabia, mas seu filho havia morrido dez anos antes em assalto, numa cidade muito distante. Quem estava lá usando a forma de seu filho era eu. No momento mais importante da vida daquela senhora, eu a atendi. Eu poderia lhe contar trilhões de histórias em que assumi trilhões de formas para atender aos pedidos mais importantes de meus filhos. Quantas vezes assumi a forma de um médico quando pediram "pelo amor de Deus, doutor, salve meu filho!" Outras tantas, fui bombeiro, fui socorrista, fui um chá de ervas que pela fé de alguém aliviou tantas dores, quantas vezes fui amigo, pai, mãe, quando desesperadamente alguém pedia isso em meu nome. Quantas vezes as coisas melhoravam repentinamente pra alguém quando tudo parecia perdido. Era eu mexendo meus pauzinhos para atender o seu pai, sua mãe, sua esposa, seu esposo, seus filhos ou seus amigos, que pediam pelo outro pra que Deus o socorresse.

Assim é contigo! Aqui estou pilchado como tu, sendo um gaúcho como tu és. Fazendo até algumas besteiras como tu fazes.

Deu um sorrisinho e, recostando-se no velho banco, calou-se. Seu Josino apanhou a chaleira de ferro que estava no chão ao lado da fogueira, atiçou as brasas e pendurou-a novamente sobre o fogo. Cevou um mate novo e voltou a sentar-se em frente a Emanuel. Em seu semblante não havia mais sarcasmo, mas sim respeito e admiração. Encheu a cuia, tomou um gole de chimarrão, engoliu a água quente com o gosto da erva-mate como se engolisse o néctar dos anjos. Olhou para Emanuel e disse:

— Me perdoe por duvidar de Ti! Mas há de convir que é bem difícil acreditar! Se eu contar por aí que Deus está trabalhando comigo, vão rir de mim. Se for lá no Bolicho do Tonico, além de rir vão dizer que fiquei louco e vão querer me internar num hospício.

— Eu sei, Josino! Eu sei! A beleza de Deus está nisso! Basta que tu saibas que Eu estou contigo, não importa a forma, não importa o tamanho, o que importa é que tu me sentes contigo. Os outros terão suas oportunidades de ter-me a hora que quiserem, e se quiserem, da forma que quiserem. Não é preciso gritar ao mundo que você está com Deus a seu lado. Mais dia, menos dia eles irão perceber.

— Mas o Senhor vai ficar sempre aqui comigo? — perguntou seu Josino.

— Eu sempre estive! Eu sempre vou estar! Tu é que não sabias me ver. A partir do momento que admitiste que precisavas de mim, passaste a me conhecer.

Recebeu a cuia de mate das mãos do fazendeiro e sorveu-o com prazer.

— Apenas não estarei nesta forma. Não poderá mais me ver, mas estarei aqui.

— Como vou saber se estarás mesmo? — perguntou Josino.

— Basta ter fé! — disse Emanuel. Somente me verás mais algumas vezes, quando virei pra matear contigo.

Olhou pra cuia de chimarrão, girou-a para um lado, depois do outro, observou bem a erva e disse de repente:

— Sabes que gostei desse negócio?!

Seu Josino deu uma enorme gargalhada, e foi acompanhado por Emanuel. Os dois riram muito.

— Bueno, Patrão Celeste, sei que tens tua Estância inteira pra cuidar. Eu estou sendo egoísta querendo que permaneças somente comigo. Tens o mundo inteiro precisando de Ti, mas hás de convir comigo que se não estiveres aqui por perto, eu tenho medo de fraquejar.

— Apenas tenha fé, Josino! Apenas acredite! Quando meu filho Jesus esteve na terra, ele ensinou em meu nome, e está escrito em Mateus, cap. 17, v. 20: "E Jesus disse: a vossa fé é pequena! Porque em verdade vos digo que, se tiverdes fé do tamanho de um grão de mostarda, direis a este monte: Passa daqui para acolá, e ele há de passar, e nada vos será impossível." Também deixou escrito em João, cap. 20, v. 29: "Tomé, porque me viste, acreditaste? Bem-aventurados os que não me viram e creram."

— Tudo bem, tudo bem — disse Josino, erguendo uma mão em sinal de paz. Já entendi! Não precisava me dar nos dedos! Eu sei! Eu vou melhorar. Mas...

— Sem *mas,* meu bom Josino! Sem mas! — disse Emanuel.

— Antes de eu ir, vou te dar uns conselhos. Não penses que estou me metendo em tua vida. Você pediu minha ajuda pra melhorar tua vida e torná-la mais suave, então ouça bem, seu velho cabeçudo. Tu tens muito dinheiro guardado, e no entanto vive quase na miséria. O que pensas fazer com esse dinheiro quando fores chamado para minha Estância, xiru velho? Não tens herdeiro. Quem ficará com tua estância, com teu gado, com teu dinheiro? Talvez tenhas pensado em deixar pra alguma caridade. Seria louvável, mas e o Josino, teria ficado com o quê? Terias vivido em vão. Coma dos frutos que produziu, homem! Eles te pertencem. Construa uma casa decente pra você. Dentre todos os fazendeiros da região, tu és o único que não possui carro, apenas um trator velho que na maior parte do tempo não funciona, está com os pneus ruins, que de tão velhos, se passarem por cima de uma bituca de cigarro acesa, estouram todos. Não sou contra andar a cavalo! Porém, como será quando os anos não mais te permitirem montar? Vá em busca de alguém pra te ajudar aqui no rancho. Se encontrar alguma prenda que te suporte, case-se com ela, encontre uma companheira para compartilhar os dias que te restam.

Emanuel falava com um sorriso amável no rosto, mas seu Josino sabia que ele falava sério. Ele estava entendendo, e assustava-lhe ver agora, com tanta clareza, quanto tempo havia perdido, quanta vida fora desperdiçada. Enquanto Emanuel falava, na sua cabeça passavam as cenas de toda a sua existência. Ele realmente tinha sido uma "besta quadrada". Pra ele só existia o trabalho. Mas qual seria o objetivo disso? Agora, ouvindo o que Emanuel dizia e revendo as cenas que passavam por sua cabeça, ele se perguntava: Pra quê? Emanuel — Deus — estava certo. Claro, ele era Deus. Tinha que estar certo.

Haveria de mudar. Ainda estava em tempo de fazê-lo. Firmou consigo mesmo um propósito, que daquele momento em diante faria tudo diferente.

Recebeu a cuia das mãos de Emanuel, encheu-a, e, quando ergueu a cabeça, estava só. Absolutamente só. Ficou ali, não se sabe por quanto tempo, tomando uma cuia após a outra, até não aguentar mais. Seu pensamento se movimentava por todos os acontecimentos desde a chegada de Emanuel ali no rancho, até aquele momento. Olhou mais uma vez à sua volta. É... Estava só. Nesse momento percebeu o quanto era triste a solidão. Como foi que aguentara viver tanto tempo daquela maneira?

Esqueceu do almoço. Quando se lembrou, puxou seu relógio do bolso da bombacha, olhou as horas e arregalou os olhos. Alapuxa, tchê! Já eram 16 horas! Não acreditou no velho relógio, saiu na varanda, olhou pro sol e concluiu pela sua posição no horizonte que seu relógio estava certo. Não sentia fome. Desistiu do almoço.

Cuidou dos animais, recolheu lenha, tomou um banho gelado, e quando se recolheu ao interior da casa já era noite. Engoliu alguma coisa que encontrou pela cozinha — não estava com disposição para cozinhar. Acendeu dois candeeiros que mal conseguiam deixar a casa numa penumbra, e nessa noite não acendeu o fogo de chão. Parecia um sacrilégio sujar com a fumaça aquela casa que Emanuel deixara tão limpinha.

Pegou sua acordeona, sentou-se na varanda, e Pitoco, o seu cusco que gostava muito de música, deitou ao seu lado. Ele tocou, tocou, tocou, sem se importar por quantas horas. Até o Pitoco, que era o seu parceiro inseparável quando o assunto era música, cansou e desistiu. Foi pro estábulo encontrar um canto para tentar dormir, enfiou a cabeça debaixo de uns pelegos e aquietou-se por ali.

O som da velha acordeona fazia eco por toda aquela campanha. Era surreal. Em pelo menos três quilômetros em qualquer direção não havia uma viva alma, apenas seu Josino e sua acordeona manhosa. É... Apenas os dois. E Deus, é claro.

Naquela noite até a sua acordeona ganhara alma, pois, nos braços daquele Taura, ela traduzia sentimentos que se conciliavam plenamente com os que brotavam da alma do gaiteiro solitário. As melhores músicas da sua vida, ele tocou e cantou naquela noite. Quem quisesse pensar que ele estava sozinho, que pensasse, ele sabia que não. E isso o confortava e lhe trazia um alívio como nunca sentira antes. Estava bem. Estava feliz como um menino campeiro quando ganha do pai o primeiro cavalo.

Bueno, precisava descansar um pouco. No dia seguinte tinha muita coisa pra fazer e queria começar cedinho. Acordou com o cantar dos galos, levantou-se, preparou o mate. Enquanto saboreava o bom chimarrão, fez seu café, e depois de bem alimentado saiu decidido a reconstruir sua vida, a dar uma guinada completa em sua trajetória. Iria cumprir seu propósito de mudar para melhor a sua vida.

Montou seu pingo e se mandou pro lado do vilarejo. Chegou lá com os primeiros raios de sol, e tocou direto pra estação rodoviária. Ali ao lado morava seu Sebastião, amigo seu que de vez em quando dava uma mão a seu Josino nos afazeres da fazenda. Deixou seu cavalo aos cuidados do amigo e embarcou no ônibus que já estava de saída rumo à cidade grande. Duas horas sacolejando pelas estradas de terra, chegaram à cidade.

Seu Josino tinha pressa, ele tinha muitas coisas pra fazer. Logo após o desembarque, andou uns poucos metros e encontrou seu primeiro destino, uma boa construtora. Por mais de uma hora trataram de negócios, e pelos cumprimentos na saída dava pra perceber que a conversa tinha sido produtiva, e dela teríamos boas surpresas.

Deu meio-dia, ele procurou um lugar para almoçar e encontrou uma grande churrascaria. Normalmente ele não almoçaria num lugar como aquele, muito sofisticado para seus padrões, mas agora era diferente, decidiu seguir o conselho de... Deus. Afeiçoara-se tanto a Emanuel naqueles poucos dias de convivência que era difícil chamá-lo de Deus.

Trabalhara tanto, agora ia dar-se ao luxo de aproveitar um pouco. Além do mais, a placa dizia que ali serviam um excelente churrasco, sua comida predileta, mas que havia muito tempo não comia, pois era sozinho no rancho e achava um desperdício, além de trabalhoso, assar um pequeno pedaço de carne para si só.

Nossa, aquele churrasco estava ótimo! Há muito tempo não comia tão bem. Em seguida foi ao banco ver como andavam suas finanças. Saiu de lá satisfeito. Na saída encontrou alguns vizinhos fazendeiros que também estavam por lá, e em poucas palavras lhe deram a notícia de que tinham acertado a venda conjunta do gado. Pelo tamanho do lote, o comprador lhes garantiu um preço.

Seu Josino saiu dali muito mais feliz. O que mais poderia desejar? Tudo estava dando certo. Caminhando sozinho pela calçada, abriu um pequeno sorriso e falou consigo mesmo:

— Obrigado, meu Deus. Eu sei que está aqui comigo.

Fez mais algumas visitas, acertou mil coisas, e no final da tarde, eis que aparecia na saída da cidade, rumo à fazenda, um pequeno caminhão novinho em folha, azul com faixas douradas, acoplado com carroceria boiadeira. Quem vinha na boleia?... Seu Josino. Um feliz seu Josino. Um homem diferente.

Cortou cantando aquele trecho de estrada de terra que o separava do vilarejo próximo à sua fazenda. Chegou lá já era noite escura. Jantou com o amigo Sebastião, carregou seu cavalo no caminhão e retornou para o rancho.

No dia seguinte as novidades começaram a acontecer. Tonico, o bolicheiro, mandara dois de seus primos, o Marcelo e o João, peões de primeira, para trabalharem com seu Josino. Até o meio-dia conheceram o rancho, viram o gado, combinaram o salário, e acomodaram suas coisas na casa junto com o patrão.

Depois do almoço, seu Josino recebeu o engenheiro responsável pela construtora, que viera da cidade para avaliar as necessidades das obras que seu Josino tinha em mente. Passaram o resto do dia trabalhando nisso. Enquanto isso, Marcelo e João davam conta do trabalho com a boiada. Quando eles apearam e guardaram seus cavalos no estábulo, seu Josino até sentiu uma pontinha de ciúme. Em todos os anos que viveu ali naquela fazenda, desde a sua infância até aquele dia, jamais alguém tinha feito aquele trabalho por ele. Este fora o primeiro dia. Era um pouco estranho. Balançou rapidamente a cabeça, como se quisesse se livrar daquelas ideias, e decidiu esquecer aquilo. Disse a si mesmo:

— É vida que segue! Vamos lá, Josino! Você é maior do que isso.

Passaram-se uns quatro meses sem que Emanuel aparecesse fisicamente, porém Josino sentia sua presença em tudo o que acontecia. As transformações na fazenda tinham sido espetaculares. As coisas estavam muito diferentes. Josino construíra uma casa nova para si mesmo, grande, toda em alvenaria, pintura novinha.

Mobiliou a casa inteira com móveis novos, e uma televisão nova ele comprou, visto que agora tinha luz elétrica em todas as construções da propriedade.

Até um tal de wi-fi ele instalou. Não sabia ainda pra que servia, mas a pedido do veterinário que cuidava do seu rebanho, que dizia que seria pra facilitar seu trabalho quando das suas visitas à fazenda, mesmo sem saber utilizá-lo, ele o instalou. Um dia ainda iria domar aquele bicho de sete cabeças...

A casa antiga recebeu uma reforma substancial. Paredes novas, quartos separados, telhado e forração novos, pintura nova, tudo novo. Um fogão de lenha substituiu o fogo de chão, que foi deslocado pra um puxadinho de chão batido, ao lado da casa. A casa agora servia de morada para os peões da fazenda.

Josino sentiu de novo um pouquinho de inveja. Aqueles dois, o Marcelo e o João, estavam ficando com tudo o que era seu. Primeiro o trabalho no campo, agora a casa antiga. Mas tudo bem! Ele tinha uma casa novinha, e ele era o patrão. Os peões mereciam estar bem acomodados. Ele sabia quanto era importante ter um pouco de conforto após longas e cansativas jornadas de trabalho duro, que não se interrompia com o sol quente, nem com o frio congelante dos invernos do Sul. Nem a chuva, nem o vento eram capazes de fazer que o trabalho com o rebanho fosse suspenso. Era um trabalho apaixonante lidar com a criação, porém difícil. Muito difícil. Os meninos mereciam esse conforto, o que erroneamente ele nunca se havia dado.

Construíram um novo galpão pré-moldado, enorme, que abrigava o estábulo agora espaçoso e moderno, um depósito separado por uma parede de tijolos sem reboco, e uma garagem para o caminhão boiadeiro e para o novo trator, que agora estava dotado de uma roçadeira e uma carreta novas. O galpão conectava-se perfeitamente com o mangueirão para recolher o gado, que fora refeito inteiramente. O brete novo era coberto, o que permitia que muitos trabalhos com o gado fossem feitos mesmo com chuva. Muito mais conforto, muito mais praticidade. Seu Josino olhava pra tudo aquilo com orgulho, e, coçando o queixo, não cansava de repetir:

— É, Josino! Você aplicou bem o dinheiro da sua última venda de gado. Agora sim o dinheiro pelo qual você tanto trabalhou está trabalhando pra você!...

Estava feliz por ter conseguido quebrar aquele velho paradigma. Como era bom olhar à sua volta e ver a beleza das coisas acontecendo em harmonia! A vida era mais leve, mais suave. Ele até se sentia mais jovem; muito mais jovem. Estava até pensando em namorar de novo. Sorriu meio envergonhado com esse pensamento.

Realmente, para que tudo se harmonizasse plenamente naquele espaço, precisava compartilhar sua nova vida com uma prenda. Era uma verdade quase inegável, ele passara a considerar essa possibilidade e pensava nela todos os dias.

Uma bela manhã de outono amanheceu com uma temperatura muito agradável. Como de costume, Josino se levantou muito cedo, preparou o mate, de cuia e chaleira na mão, e foi sentar-se na ampla varanda da sua nova casa pra saborear seu chimarrão. Serviu sua cuia, sorveu um ou dois goles de mate e olhou à sua volta satisfeito. Ele se sentia bem naquela manhã e o cenário que ele podia ver ao redor do rancho contribuía muito para isso.

O outono andava a passos largos e transformava a paisagem. Com a proximidade do inverno, ele se apressava a pintar as folhas das árvores com uma tonalidade que misturava verde com dourado. Era uma pintura que muitos pintores famosos tentaram retratar, porém apenas conseguiam se aproximar da realidade. Havia muitas folhas pelo chão, que, por sua vez, também davam um espetáculo à parte, transformando o chão num tapete lindo e colorido, de dar inveja a qualquer monarca que porventura gabasse os tapetes que ornamentavam seus palácios.

Seu Josino observava aquele espetáculo com satisfação. Tudo aquilo lhe fora dado de presente pela natureza, para alegrar seus dias. Pena que havia demorado tantos anos para perceber quão felizardo ele era.

Ao contemplar o bosque à sua frente, por um breve instante lhe pareceu ter visto Emanuel caminhando por entre as árvores. De repente perdeu-o de vista, o dia não estava claro ainda e ele poderia ter-se enganado. Procurou olhar novamente, agora com mais cuidado, esperou alguns instantes olhando fixamente pra dentro do bosque, e sim, era ele mesmo, Emanuel.

Caminhava lentamente em direção à casa, puxando o cavalo pelas rédeas. Quando se aproximou de Josino, abriu logo aquele seu sorrisão costumeiro e amigo.

Seu Josino, quando reconheceu Emanuel, levantou-se de um salto, acenou com a mão convidando pra que viesse e disse empolgadíssimo:

— Se aprochega, meu Patrão. Seja bem-vindo, venha matear comigo, comecei agora um mate bem topetudo e gordo por demais!

Ao dizer isso, disparou-se ao encontro de Emanuel. Estava tão eufórico que tropeçou na chaleira, que virou toda a água quente no piso da varanda e quase lhe queimou os pés. Derrubou a cadeira onde estava sentado, errou o cálculo da altura do piso da varanda até o chão, e quase se estatelou na grama do jardim. Jogou a cuia na grama, reequilibrou-se um pouco e saiu de "cata cavaco" até encontrar e abraçar Emanuel.

Deus o recebeu com um abraço envolvente, forte e reconfortante que valeu por todo o tempo que passara sem vê-lo. Emanuel, enquanto abraçava o amigo, dizia sorrindo:

— Calma, homem! Tá querendo mudar-se pra estância lá de cima? Calma! Ainda tens muita coisa pra fazer por aqui. — Ele tentava acalmá-lo, dando-lhe leves tapinhas em suas costas.

Emanuel soltou as rédeas do cavalo por ali mesmo e seguiram abraçados pra varanda da casa de seu Josino.

— Sente-se — disse Josino, levantando apressadamente a cadeira que havia derrubado em sua saída impetuosa ao encontro do visitante. Meio sem jeito, apressou-se, dizendo: — Vou esquentar outra água e preparar outro mate. Ah, já volto secar este chão. Fique à vontade, Patrão.

Parecia um menino que fora flagrado roubando os doces da mãe. Emanuel sorria, apenas sorria, divertindo-se com o embaraço do amigo. Quando seu Josino voltou com outra chaleira de água quente e um mate novo, Emanuel ainda continuava em pé. Admirava entusiasmado tudo o que via em sua volta.

Com um olhar meigo e um sorriso cativante, Emanuel projetou um pouco pra frente o lábio inferior, balançou a cabeça afirmativamente por diversas vezes e, com um tom de admiração e aprovação, disse:

— As coisas mudaram muito por aqui, meu bom Josino! Parabéns! Eu não imaginava que serias capaz disto.

Seu Josino, com um sorrisinho meio maroto, retrucou dizendo:

— Ora, ora, ora... O senhor é Deus, sabia como ficaria antes mesmo de eu fazer. Tá me zoando, né?

Emanuel não se preocupou com o pequeno cinismo do amigo e apenas acrescentou:

— Compreendeu bem, Josino. Eu estou satisfeito contigo.

Tomaram muitas cuias de chimarrão e falaram sobre outras tantas amenidades. Josino encheu-se de coragem e começou a descrever tudo o que havia mudado no rancho, mas foi interrompido por Emanuel, que, levantando a mão, disse:

— Eu sei, Josino! Como tu mesmo disseste há pouco, é verdade! Eu sou teu Deus! Eu sei de tudo! Sei de cada prego que aplicaste neste rancho, de cada passo que deste até que tudo se realizou. Fizeste muito bem, Josino. Não te preocupaste apenas contigo, mas procuraste dar conforto e amenizar o trabalho dos outros. Sei também o quanto deste à caridade, que és um homem de bem e que mereces tudo o que até hoje te foi entregue. Pelo seu esforço, sua dedicação e sua generosidade você mereceu receber tudo isto. Vi que seguiste meus conselhos! — disse Deus. — Porém estou sentindo falta de uma coisa...

Seu Josino sentiu um frio na espinha dorsal. Com cara de quem estava apavorado, falou alto, mas meio que para si mesmo:

— Lá vem bomba!

Arrependeu-se imediatamente do que disse e desculpou-se com Deus. Meio indeciso e ainda com medo, perguntou:

— O que está faltando, meu Patrão Celeste?

— A prenda! — disse Deus.

Josino gelou novamente.

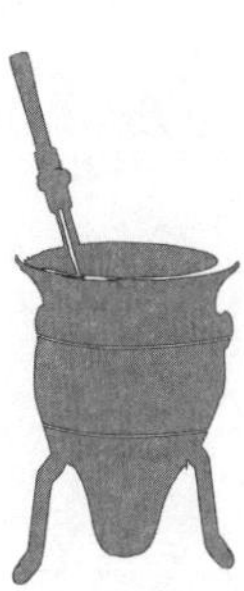

O ACERTO DE CONTAS

Coçou a cabeça, mexia-se na cadeira, esfregava as mãos, prendia-as entre os joelhos, respirava fundo e não conseguia pronunciar uma palavra sequer. Com muito custo, conseguiu balbuciar por entre os dentes:

— Maaasss... queee... prenda? Do q-queee o senhor está falaaando?

Ele havia ponderado muito sobre um casamento, mas, embora isso estivesse em seus pensamentos, a ideia de casar nessa etapa da vida não lhe agradava muito. Na verdade o deixava apavorado. Disse então a Deus:

— Mas bah, tchê! Tenho até pensado nisso. Mas não dá pra pular essa parte? Vamos deixar assim, o Senhor pode me pedir outras coisas, algo bem difícil para eu fazer. Faço qualquer coisa, mas me deixa fora dessa. Quer me derrubar do cavalo? Eu aqui pensando que tinha feito tudo pra te agradar, e lá vem você falar de prenda. Que prenda, meu Deus?

— Da tua prenda! — disse-lhe Deus. — Da tua prenda, com quem foste casado por algum tempo. Tem coisas mal resolvidas entre vocês, me parece que tens algumas contas a acertar com ela. Não é, Josino? Tu não deves algumas desculpas a ela?

— Quem? Eeeeeeuu?! Parece que andou avançando na minha canha de alambique! Já vi tudo! Lá se vai minha boiada com porteira e tudo!

— Me conta sua história com ela, Josino, quero ouvir!

— Perdão, meu Senhor — disse ele. — O Senhor conhece cada detalhe da nossa história, não me force a falar.

— Gosto de ouvi-lo falar, Josino, quero ouvi-la de você!

— Por favor, Senhor! Me peça pra capinar toda a fazenda em um único dia, mas não pra falar dela!

Emanuel calou-se. Apenas olhava para seu Josino, e seu olhar lhe penetrava até a alma. Josino sabia que não poderia negar nada a seu Deus, então soltou a cuia de mate no chão e com cara de poucos amigos começou a falar.

— Nos conhecemos éramos jovens, dançávamos em uma domingueira no vilarejo de Santa Cândida. Gostei dela, ela gostou de mim.

E, olhando desesperado pro seu interlocutor, já perguntou:

— Não dá pra parar?

Deus apenas o olhava dentro dos olhos.

— Tá booomm... — disse ele, sabendo que por mais que tentasse não haveria jeito de livrar-se daquilo.

— Combinamos um namoro sério que acabou em casamento alguns meses depois. Vivemos bem por uns dez anos, só nós dois. Trabalhamos muito, nos fins de semana participávamos de tertúlias, brincávamos, cantávamos e dançávamos muito, era divertido. Assim os anos foram passando e não tinha jeito de ela emprenhar. Cheguei a achar que ela era "faiada". Então passamos a brigar, porque ela não poderia fazer aquilo comigo. De repente, um dia a prenda pegou barriga. Que barbaridade, tchê! Eu fiquei mais alegre que ganso em taipa de açude! A prenda tava mais faceira que égua com dois potrinhos! Fizemos muita festa, convidamos quase toda a querência, eu construí um berço com minhas próprias mãos, ela costurou muitas roupinhas. Estávamos ansiosos, porque o peãozinho chegaria logo. Um dia, assim de vereda, ela caiu de cama e ficou lá por uns três dias. Ela me pediu e eu fui buscar a dona Maria e a dona Candinha, duas parteiras daqui da região. Eu não via a hora de aparar no colo o meu menino peão.

E continuou:

— Depois de dois dias, dona Candinha me chamou pra fora da casa e me disse assim na lata que o guri não vingou. Foi um baque, perdi as paia do bolso. Fiquei por muito tempo desatinado, perdido, sem rumo, nem vi enterrar o piazito. O pobre nem nome teve. Eu bebi, eu chorei, eu pedi pra De... pra você, pra que me levasse embora junto com o meu guri. Mas que nada. Uma semana depois do acontecido eu voltei pro rancho, e a minha prenda veio chorando e se atirou nos meus braços. Eu empurrei ela pra longe e gritei o quanto pude pra ela entender de uma vez por todas que a culpa era dela e que ela não devia ter feito aquilo comigo.

— Feito o quê? — perguntou-lhe Emanuel.

— Perdido meu menino, ora! Então falei pra ela: se ela quisesse ficar aqui, matar sua fome, ela poderia ficar, ela teria cama pra dormir, um teto pra protegê-la do tempo. Ela poderia viver aqui, mas nunca mais seria a minha prenda. Ficou aqui por mais umas duas luas, e todo dia era a mesma lenga-lenga, quero o seu perdão, quero o seu perdão. Eu disse que não. Um belo dia, quando cheguei da lida, ela não estava mais, pegou suas coisas e foi embora. Depois de alguns dias eu soube pelo compadre Osvaldir que ela pegou uma carona pra cidade grande e se bandeou pro chinaredo. Lá me botou um par de guampa na testa e eu nunca mais soube daquela ingrata. Agora você quer que eu acerte as contas com ela. Que contas?

Deus o ouvia em silêncio. Quando Josino terminou, ele o olhou profundamente. Seu olhar era penetrante, firme, severo, parecia ver dentro do coração de seu Josino. Levantou-se, caminhou em círculos por alguns segundos, que para Josino pareceram intermináveis. Pegou a cadeira em que estivera sentado até então, colocou-a bem na frente do seu Josino, sentou-se e falou:

— Escute-me, Josino! O que você fez, homem? Você realmente acha que ela foi a culpada pela morte do filho de vocês? Você só sabe falar 'meu filho, meu filho'. Por acaso você esqueceu que aquele filho era tanto seu quanto dela? Alguns minutos atrás você mesmo disse que os dois estavam ansiosos esperando o filho de vocês.

O que o fez pensar que de repente ela deixou de amá-lo? O que o levou a entender que ela fizera aquilo de caso pensado? Por acaso ela tinha algum motivo pra fazer isso? Tinha, Josino?

Deus lhe falava com uma voz tão firme e profunda que fez Josino estremecer. Perguntou novamente:

— Tinha algum motivo, Josino?

— Não, Senhor. Não tinha.

— Então o que o levou a pensar que a culpa foi dela?

— Acho que ela fez pra me magoar!

— Mas por que, Josino? Ela tinha algum motivo? — insistiu Deus pela terceira vez.

Josino não sabia mais o que responder. Disse-lhe Deus:

— Sei que você é um fazendeiro experiente, que conhece o gado como poucos conhecem. Me responda: As vacas perdem bezerros de vez em quando?

— Sim!

— E quando uma vaca perde um bezerro, é ela a culpada? Ou tem outro motivo? Ou faz isso pra magoar o touro?

Josino olhava espantado pra Deus, e falou assim:

— Ô!... Vaca é vaca, gente é gente. Não tem nada a ver.

— Tudo a ver — disse Deus, visivelmente irritado. Com autoridade, falou:

— Certo, Josino. Vaca é vaca, e gente é gente. Mas asno é asno, e anta é anta — falava isso olhando para seu

Josino, que sentiu a fisgada. Deus prosseguiu, dizendo assim:

— Josino, os humanos e os animais têm seus aparelhos reprodutivos muito semelhantes, embora os seres humanos tenham inteligência — novamente fitou seu Josino — *o que não parece ser o seu caso,* e os animais não. Embora os seres humanos tenham vontade própria e sejam capazes de tomar certas decisões, e os animais não, existem muitas semelhanças entre seus sistemas de reprodução. Uma doença silenciosa, ou uma má formação intrauterina podem levar à morte de um feto, seja ele humano ou animal, e isso independe da vontade de um ou de outro. Você algum dia perguntou à sua prenda se ela sentia alguma dor, algum desconforto, se ela precisava de um médico ou não? Você a levou para ser examinada por especialista pra saber se estava tudo bem? Outra coisa, seu Josino, você certificou-se de que ela se bandeou mesmo pro chinaredo, como dizes? Podes afirmar isso?

Seu Josino balançou a cabeça negativamente e baixou os olhos, envergonhado. Estava percebendo que poderia ter sido injusto com a sua Isabel. Agora notadamente sabia que tinha sido egoísta, e que ele, o pai, não havia feito absolutamente nada, nem pelo seu filho, nem por Isabel, sua amada. Merecia ser chamado de asno e de anta, como fora há pouco.

Aquele momento caiu-lhe como uma bomba. Estava claro demais que por burrice sua, por ignorância, havia perdido um filho e a esposa, e o que era pior, havia estraçalhado a sua vida e a vida de Isabel.

Todos aqueles anos de solidão foram para ele um castigo muito pequeno devido ao tamanho do mal que causou. Repentinamente voltou-se para Deus e disse-lhe quase num desabafo:

— Por que o Senhor permitiu isso? Por que não me impediu de fazer tanta asneira?

Deus respondeu-lhe calmamente:

— Eu não permiti! Eu te enviei sinais! Você mesmo contou-me que durante alguns anos vocês tentaram uma gravidez que não acontecia. Era eu tentando alertá-los de que alguma coisa não estava bem! Vocês não se preocuparam. Não foi um dia, Josino, foram alguns anos avisando. A escolha foi de vocês. Eu dei inteligência a algumas pessoas, para estudarem, para serem médicos, para ajudarem as pessoas com algum problema de saúde. Eu enchi algumas pessoas de coragem, para construírem hospitais, pra levar conforto e saúde a quem precisasse. Eu te dei seus animais para que através da observação dos seus comportamentos você pudesse perceber que por qualquer descuido poderia acontecer algo ruim e indesejado. Fiz tudo isso para te ajudar a tomar as decisões acertadas pra que isso não viesse a acontecer. Me dói saber que a única coisa que você aprendeu foi que vaca é vaca e gente é gente.

Deus balançou a cabeça negativamente, dizendo:

— Decepcionante, Josino, decepcionante! Eu esperava mais de você! Passou trinta anos na solidão, amargurado, condenando uma pessoa por uma culpa que fora tanto dela quanto sua. Há poucos instantes querias culpar a mim, que eu havia permitido. Perguntou por que não te impedi de fazer asneiras? Eu tentei! Você não me deu atenção! No mais importante dos mandamentos, em João, cap. 13, vv. 34 e 35, está escrito assim: "Amem-se uns aos outros como eu vos amei. Com isso todos saberão que vocês são discípulos meus." Também deixei escrito no evangelho de Marcos, cap. 12, vv. 29 a 34: "Amarás, pois, ao Senhor teu Deus de todo o teu coração, de toda a tua alma, de todo o teu entendimento, e de todas as tuas forças, e Amarás o teu próximo como a ti mesmo." Se lembrasses somente destes mandamentos que eu ensinei, jamais teria feito o que fizeste. Eu ensinei, eu mostrei o caminho, a decisão de segui-lo é dos homens. Você seguiu seu orgulho, sua soberba, a escolha foi sua. Você não amou o seu próximo, só se importou consigo mesmo. Com estes mandamentos eu tentei impedi-lo. Você fez sua escolha.

Josino ajoelhou-se. Chorava sentidamente, e as suas lágrimas caíam sobre os pés do Senhor. Então levantou seus olhos para ele e implorou por misericórdia, dizendo:

— Senhor, me perdoe. Eu errei, mas prometo que vou corrigir meu erro. Somente tu foste capaz de romper a venda de meus olhos. Muito obrigado.

Passados estes momentos de grande emoção, os dois caminharam lado a lado pelos arredores do rancho. A fome estava apertando, então Josino lembrou-se de que não tinham tomado o café da manhã.

Ô, meu Patrão velho, perdoe mais uma vez, eu só dou mancada mesmo. Estive tão emocionado com sua chegada e tão envolvido em nossa conversa que me esqueci de lhe servir o café da manhã. Já é quase meio-dia! Deves estar com muita fome!

Deus o olhou com doçura no olhar e disse:

— Sabia que não sou tocado pela fome? Eu me sento à tua mesa somente para compartilhar contigo.

— Bueno! — disse Josino. — Vou fazer o almoço!

Entrou rápido na casa, enquanto Emanuel permaneceu no jardim. Quando o almoço estava pronto, Josino o chamou, e entraram. A mesa estava posta para os dois. Sentaram-se, Josino serviu-se, e antes de iniciar a refeição, disse em oração:

— Obrigado, Patrão Velho da Estância Celestial!

Olhou para Emanuel e disse, apontando pra ele com o queixo:

— Obrigado!

Com isso se perdeu em seu agradecimento, e meio acabrunhado, disse em voz baixa:

— Vamos comer!

Depois de almoçarem, voltaram pra varanda, e Josino disse a Emanuel:

— O Senhor vai me desculpar, mas amanhã cedo, logo depois do mate, eu preciso ir à cidade grande, eu preciso encontrar Isabel.

Depois de uma boa sesteada, saíram pra cavalgar pelo campo, apearam na beira da sanga, e sentaram-se sobre a relva à sombra de um grande pé de tarumã. Deixaram os cavalos beberem água até ficarem saciados, depois os deixaram soltos, pastando ali por perto.

Josino dirigiu-se a Deus, dizendo:

— Me perdoe pelo atrevimento, eu sei que já o decepcionei hoje. Posso fazer só uma perguntinha?

Falou isso mostrando uma pequena dimensão entre seu dedo polegar e o indicador. Deus, que estava com o corpo meio estendido sobre a relva, com a parte superior das costas e a cabeça encostadas no tronco da grande árvore, apenas assentiu com a cabeça. Josino retomou a conversa:

— Tu sabes o quanto trabalhei, quantas dificuldades enfrentei pra chegar até aqui. Por que eu nasci pobre, e não rico como tantas outras pessoas? Por que teve que ser assim comigo?

Deus, que estava ouvindo de olhos fechados, abriu apenas um deles e respondeu passivamente com outra pergunta:

— Pobre em que sentido?

Seu Josino percebeu que para Deus o conceito de riqueza e pobreza tinha um sentido muito mais amplo do que simplesmente o fato de ter ou não bens ou dinheiro. Pensou assustado: "Putz, me ferrei de novo." Tentou remediar:

— Perdão, Senhor, mas eu falo que meus pais não tinham posses, nem dinheiro e nem nada quando eu nasci. Com muito custo e muito suor, meu velho pai comprou esta fazenda que eu herdei quando ele se foi, enquanto tantos outros já nasceram em berço de ouro.

— Pois bem, Josino, você não nasceu pobre no sentido a que se refere por vontade minha ou porque o destino quis assim. Quando criei o mundo, deixei para todos, indistintamente, as mesmas riquezas disponíveis na terra. Dotei a todos com a mesma capacidade para explorá-las conforme seus desejos e necessidades, a todos dei a mesma inteligência e oportunidades. Eu não escolhi quem seria rico ou pobre. As chances de sucesso ou de fracasso são iguais pra todos. Ocorre que sempre haverá alguns mais obstinados que outros, que buscam o sucesso com mais energia, talvez com mais inteligência e menos força que outros. Estes por certo obterão sucesso, que lhes trará mais "riquezas". Mas eu, meu caro Josino, deixei para todos as mesmas oportunidades! A escolha do caminho a seguir cabe aos homens.

E continuou:

— Vou te dizer, antes que me perguntes: muitos acumularam "riquezas" de forma desonesta. Escolha deles. Haverão de viver com as consequências disso. Porém a grande maioria conquistou suas "riquezas" trabalhando duro, de maneira honesta e inteligente, e esses também colhem os frutos da sua dedicação e do seu trabalho. Outros, no entanto, apenas viveram ao sabor do vento! Não foram desonestos, porém não se utilizaram da mesma energia dos que tiveram sucesso, ou por medo, ou por comodidade, ou por ignorância, mas a oportunidade estava lá, está lá, e sempre estará lá. Basta que a busque! Então, meu bom Josino, você ter nascido "pobre" foi uma escolha dos seus antepassados! Eles não quiseram, ou não souberam, ou não lhes interessava, lutar pela chamada "riqueza". Pode ter sido assim por opção deles! Tem muita gente boa que opta por viver apenas com o necessário, sem acúmulo de coisas consideradas supérfluas. E isso não é errado. É uma escolha que tem suas consequências. Teu pai poderia ter estudado e se formado médico, ou advogado, ou engenheiro, ou sei lá o quê. As oportunidades estavam lá, da mesma forma que estiveram para os que estudaram e se formaram e por isso tiveram uma vida diferente, com menos esforço físico, com mais sucesso financeiro. Você poderá dizer: Meu avô não permitiu que meu pai estudasse! Escolha do seu avô! Consequência disso: seu pai teve que trabalhar pesado para conquistar alguma coisa. Você não estudou. Escolha dos seus pais, ou sua, quando teve oportunidade! Consequência disso: trabalho duro e cansativo por muitos anos sem muito resultado. É por isso que tens feito tantas asneiras.

Disse isso, ao final, sorrindo. Seu Josino pigarreou, ergueu-se, e com um risinho acanhado disse:

— Êpa! Acho que fui chamado de burro.

Deus apenas levantou as sobrancelhas e continuou sem se importar com o comentário do outro.

— Eu deixo o caminho aberto, e nele há muitas opções! As escolhas são dos homens! E as consequências também.

Levantou-se, foi até a sanga e bebeu água na concha de sua mão, depois lavou o rosto e foi buscar seu cavalo. De rédeas na mão, esperou Josino pegar também o seu cavalo, montaram e continuaram galopando pelo campo. Do alto de uma colina avistaram o rebanho pastando tranquilamente e foram até lá. Cumprimentaram os peões Marcelo e João, que vigiavam o gado, depois rumaram para a sede da fazenda. Chegaram com o sol ainda alto. Visitaram todas as outras acomodações da fazenda, galpão, mangueirões, maquinários novos e modernos. Josino ia empolgadíssimo, explicando o funcionamento de cada item que compunha a nova estrutura montada recentemente, como se o outro não fosse Deus. Entardeceu.

Fizeram o jantar a quatro mãos, tomaram chimarrão, e Josino desistiu de buscar outras mazelas para queixar-se com Deus. Dormiram muito cedo, pois Josino estava de viagem marcada para a cidade grande e deveria sair bem cedinho.

Josino quase não dormiu naquela noite. O dia anterior fora emotivo e demasiadamente desgastante, e ele estava ansioso para a missão que havia de cumprir no dia seguinte. Levantou-se muito cedo, e enquanto aquecia a água pro mate, preparou o café e aguardou Emanuel para começar o chimarrão. A cuia trocou de mãos muitas vezes, porém Josino estava silencioso. Deus o observava e respeitava seu silêncio. Tomaram o café da manhã muito mais rápido que de costume, e Josino, que já estava de pilcha nova, recolheu algumas coisas, jogou na mala de garupa, pegou a chave do caminhãozinho e disse para Emanuel:

— Amanhã estarei de volta!

Emanuel ficou na varanda até o ruído do caminhão sumir de vez.

Josino estava tenso. Acelerava fundo o seu caminhãozinho, seu cavalinho de quatro rodas, como ele costumava dizer, e que de algum tempo pra cá havia quase tomado por completo o lugar do velho pingo amigo. Era ainda muito cedo, e a Estrela D'Alva tocava por diante a madrugada. Os galos e os pássaros iniciavam a sua sinfonia de cantos e gorjeios ao redor do rancho, e ouviam-se os primeiros mugidos das vacas na mangueira chamando seus bezerros para a primeira mamada. Começava um novo dia. Esse dia prometia.

Seu Josino chegou à cidade lá pelo meio da manhã. Tinha por lá alguns conhecidos que poderiam ter alguma informação sobre Isabel. Encontrou a casa de alguns parentes que não se viam há mais de vinte anos. Foi um encontro muito bom. Josino foi logo reconhecido pelo primo José, que o abraçou com muito afeto e apresentou a Josino seus três filhos e as noras, que moravam todos ao seu redor. Não os reconheceu, pois da última vez que os vira eram ainda guris pequenos. Seu primo José apresentou-lhe também quatro netos, os quais Josino abraçou com lágrimas nos olhos, ao pensar que se as coisas tivessem sido diferentes com Isabel, talvez pudesse estar como seu primo, abraçando seus netos todos os dias. Ergueu-se, deu uma disfarçada nas lágrimas e sentou-se numa poltrona que José gentilmente lhe ofereceu.

A conversa passou a girar sobre a vida de todos ali, mas Josino tinha pressa. Em dado momento ele interrompeu a prosa do seu primo e disse com uma certa ansiedade:

— Mas barbaridade, meu primo! Desculpe te interromper, mas preciso te perguntar uma coisa que está me atormentando, não aguento mais esperar.

Seu José, com os demais, ficou meio espantado com aquele desabafo do primo, e respeitosamente assentiu.

— Pode falar, meu primo! Pode falar!

Então Josino, coçando o queixo, olhou para seu José, e muito sem jeito disse:

— Lembra-se, meu caro primo, do que aconteceu com meu casamento? Minha companheira veio embora pra cá e eu nunca mais soube dela, já faz mais de 30 anos. A última vez que soube algo, foi pelo meu compadre Osvaldir, que disse: "Deus me livre, meu primo, não sei nem como dizer essas palavras, mas, enfim, ela se foi pro chinaredo." Eu nunca mais a procurei e nunca quis saber dela. No entanto, agora, meu primo, tem alguma coisa que me diz que eu tenho que falar com ela. Podes me ajudar? Tens sabido alguma coisa dela?

Seu Josino estava ansioso, e sua voz denotava muito nervosismo. Seu José olhava intrigado para o seu primo, e ao mesmo tempo sentia pena dele, pois podia ver o sofrimento no seu rosto e nas suas palavras. De repente olhou por algum tempo para uma de suas noras, até que ela balançou levemente a cabeça em sinal de afirmação. Então voltou para o primo Josino e lhe disse:

— Deste sorte, rapaz.

E, apontando para uma das mulheres que estavam na sala, ele falou:

— Esta é minha nora Rebeca. Pra sorte tua, ela trabalha junto com a tua Isabel.

Seu Josino levantou de um salto do sofá, de olhos esbugalhados, e muito sem graça tentava entender a situação. Perguntava incrédulo:

— No... No chi... Não! No chin...?

— Não, Josino! — interrompeu José, achando um pouco de graça no embaraço do primo. — Sua Isabel não está e nem nunca esteve no chinaredo. Aquilo foi maldade do seu compadre, que amava Isabel e não gostava muito de você. Ele fez isso só para magoá-lo. Isabel sempre foi mulher direita. Trabalha há mais de 30 anos num abrigo para crianças abandonadas. Minha nora Rebeca, que hoje está de folga, também trabalha lá. Se quiseres ela pode te levar até ela.

Josino assentiu, e já estava em pé. Apanhou seu chapéu e disse:

— Podemos ir.

Rebeca desapareceu no interior da casa e logo retornou com sua bolsa na mão. Acompanhou Josino, que gentilmente abriu a porta do caminhão para ela embarcar. A sede do referido abrigo ficava no mesmo bairro, distante apenas alguns quarteirões da casa de seu José. Cinco minutos depois Rebeca indicava uma vaga onde Josino podia estacionar.

Desceram, e como Rebeca era uma das funcionárias, não teve nenhuma dificuldade para conduzir Josino até lá dentro da instituição. Deixou o fazendeiro em uma sala destinada à espera e dirigiu-se à sala da diretora. Rebeca, através de seu sogro e da própria Isabel, que lhe confidenciara algumas vezes, sabia da história de seu Josino e dona Isabel. Contou detalhadamente pra diretora tudo o que havia acontecido no passado dos dois, e que após mais de trinta anos ele decidira procurá-la para conversarem.

A diretora mandou chamar Isabel até sua sala. Ela entrou e, surpresa ao ver Rebeca ali no seu dia de folga, tratou logo de perguntar:

— O que houve, Rebeca? Aconteceu alguma coisa?

— Calma, dona Isabel, não aconteceu nada. Não por enquanto.

Aquela frase deixou Isabel muito preocupada, e ela perguntou, ansiosa:

— Como, por enquanto? O que está acontecendo?

— Sente-se, Isabel — disse a diretora.

Então ela e Rebeca passaram a contar à amiga o que estava acontecendo. Ao ouvir o que as amigas tinham para contar-lhe, dona Isabel emudeceu. Estava petrificada, e seus olhos pareciam querer saltar das órbitas. Era o seu passado que ressurgia inesperadamente, com muita força e sem avisar. Será que seus fantasmas, há muito esquecidos, estariam voltando pra lhe atormentar? Não acreditava que aquilo estava acontecendo. Não, não era possível. Não agora, depois de tantos anos. Com ambas as mãos cobrindo o rosto, desandou a chorar desesperadamente. As duas amigas sentaram-se, uma em cada lado de Isabel, e a abraçaram, procurando acalmar e confortar a amiga. Dona Isabel sempre fora muito querida ali. Todos a amavam como a mãe deles naquele lugar. Durante todos aqueles anos, com seu amor, com seu carinho, ela havia conquistado aquele status: Mãe Isabel.

Depois de muito tempo, Rebeca e a diretora Glória conseguiram acalmar dona Isabel. Convenceram-na a receber seu ex-marido, baseando-se nas informações trazidas por Rebeca, que ouvira seu Josino na casa de seu sogro. Pelos seus gestos e pelo que havia falado sobre aquele momento, não devia ser coisa ruim. Talvez ele procurasse uma reconciliação.

Colocaram-na em uma sala que servia para entrevistas de pais candidatos a adoção, que estava desocupada naquele dia. Assim os dois teriam mais privacidade para conversar. Enquanto Rebeca e Glória foram buscar seu Josino, Isabel, sentada em uma cadeira, tremia em cada centímetro do seu corpo. Jamais havia imaginado aquele momento, e não tinha a mínima noção do que poderia acontecer. O que aquele homem queria? Apesar de todos esses anos, apesar de toda a dor, apesar de toda a mágoa, ela nunca deixara de amar aquele homem. Aquela inesperada aparição do ex-marido a deixava apavorada.

As duas mulheres conduziram seu Josino para a sala em que estava dona Isabel. Rebeca deu três batidinhas de leve na porta, forçou a maçaneta e abriu um pequeno vão. Apontou para o interior da sala com a outra mão, convidando seu Josino a entrar. As duas retiraram-se imediatamente dali, deixando aquele momento só para os dois.

Seu Josino, antes de entrar, sabia o que iria encontrar, e quanto isso seria doloroso para os dois. Mas agora estava ali e precisava enfrentar aquela situação, aquele batalhão de fantasmas do passado dos dois. O reencontro estava doendo tanto ou mais que a separação.

Depois da longa conversa com Deus, ele sabia que a maior parte da culpa por aquilo ter acontecido era sua, do seu orgulho e da sua ignorância. E sabia que Isabel também conhecia essa verdade. Qual seria a reação dela? De repente Josino se lembrou do que seu primo José havia dito algumas horas antes, enquanto falavam sobre Isabel: ***"Ela sempre foi uma boa mulher."*** Aquilo lhe trouxe um pouco de esperança.

Com as pernas bambeando, o coração querendo sair pela boca, aquele homem que sempre fora capaz de enfrentar um touro a unha, de colocar em fuga as onças que lhe ameaçavam o rebanho, de domar qualquer cavalo por mais bravo que fosse, ali estava tremendo dos pés à cabeça por ter que entrar naquela sala e ter que enfrentar a si mesmo por causa dos seus erros cometidos contra aquela mulher. Ele jamais se perdoaria se não tentasse corrigir os erros do passado; não podia fracassar.

Empurrou devagarinho a porta, que parecia pesar toneladas, e momentaneamente concordou com aquela sensação. Era uma pequena barreira física, mas que impunha a ele um peso enorme naquele momento, quase insuportável, que maldosamente o separava do que poderia ter sido a sua felicidade e a daquela mulher.

Entrou. Era uma sala pequena, simples, com uma mesa de madeira cercada por quatro cadeiras forradas de couro preto, um armário de madeira e dois arquivos de aço. Nada daquilo interessava a seu Josino, exceto uma mulher que estava sentada, ocupando uma das cadeiras de um lado da mesa. Ele parou a alguns centímetros da porta; olhava petrificado praquela figura de mulher ali sentada, olhando pra ele com os olhos cheios de lágrimas.

Isabel estava ali sentada com o rosto e os olhos molhados, o que demonstrava que havia chorado muito. Aliás, como ele pudera perceber, ainda chorava. Tinha cabelos longos, como quando eles eram casados, porém agora totalmente brancos, como os seus também. Apesar de os anos terem sido pouco generosos com Isabel, ela mantinha em seu rosto a mesma doçura, a mesma meiguice de antes. Seus olhos, de um verde-azulado, pareciam duas piscinas arredondadas, convidando para um mergulho. Apesar de cheios de lágrimas, ainda assim eram demasiadamente lindos. Era uma mulher mediana, de mais ou menos um metro e setenta, e continuava magra como antes. Apesar dos desafios impostos pelos anos, podia-se dizer sem sombra de dúvida que ela era uma mulher bonita. O que Josino naquele momento não sabia, mas logo iria entender, é que ela não era só bonita por fora, mas muito mais linda por dentro, em seu coração, em sua alma.

Ficaram por muito tempo olhando um para o outro em silêncio, que só era quebrado por alguns soluços de Isabel, ainda chorando, que teimavam em sair apesar de ela tentar desesperadamente retê-los.

Josino vagarosamente ergueu os braços, oferecendo a ela um abraço. Ela demorou um pouco, mas se ergueu devagarinho. Mantinha as duas mãos no rosto, deixando apenas os olhos descobertos. Olhava para o rosto de Josino, procurando encontrar nele algum traço do homem que um dia a fizera tão feliz, que ela tanto amara, e que apesar de tudo, durante tantos anos, mesmo sem vê-lo, continuava amando.

De repente não se conteve mais e correu, aceitando os braços de Josino. Aquele foi um abraço que valia por quase quarenta anos. Somente quem sabe o que significa o amor, somente quem esperou anos e anos à espera de um abraço amoroso, reconciliador e caloroso sabe avaliar o valor daquele abraço. Josino também chorava, enquanto afagava os cabelos brancos e macios de Isabel.

Permaneceram assim, abraçados, sem dizer uma palavra, por um longo período, apenas sentindo as batidas do coração um do outro, aquele calorzinho gostoso dos corpos que, depois da separação, nenhum dos dois havia experimentado com mais ninguém. Aquele abraço tinha tanta intensidade que parecia que um invisível, porém gigantesco ímã de amor os unia, e tentava compensar de alguma forma, pelo menos em parte, o carinho, o afeto e a cumplicidade que faltaram durante os anos de separação.

Cuidadosamente, Josino foi se soltando, e afastou um pouco seu corpo do de Isabel. Com as costas dos dedos tentava secar as lágrimas que corriam sobre o rosto daquela que nunca deixou de ser sua amada.

O fato de estar olhando para o rosto em prantos da mulher que amava provocou nele um efeito de benevolência, de afeto, e de um grande arrependimento, um tanto tardio, porém real, verdadeiro como jamais havia sequer admitido que fosse possível um dia ele sentir por alguém. Com a voz rouca e embargada pela emoção, ele somente conseguia dizer sem parar:

— Me perdoa, Isabel? Me perdoa? Eu fui um imbecil, um insensível, um estúpido orgulhoso, egoísta ingrato! Só pensei em mim, nunca me preocupei com o que você sentia! A dor da perda do nosso filho me cegou, me fez surdo e infeliz, ao ponto de fazer todas as loucuras que eu fiz com você. Agora sei que você não merecia. Ó, meu Deus, quanto você deve ter sofrido com a minha indiferença, com meu orgulho bobo, com a maldade com que a tratei. Eu a fiz sentir-se a pior das criaturas da terra. Como pude acusá-la de ter matado o nosso guri! Que idiota e mesquinho eu fui! Quanta injustiça! Me perdoa, Isabel? O quanto a odiei quando o compadre Osvaldir foi me contar que você estava arranchada no chinaredo...

— O quê?!

Isabel soltou-se totalmente de Josino, deu dois passos para trás, arregalou os olhos e, com o semblante carregado de incredulidade, seu coração quase parado pela surpresa, repetiu a pergunta, quase gritando:

— O que, Josino?! O que foi que você disse?

Antes mesmo de Josino responder, desandou a chorar com muita força.

— Calma, Isabel! É que um dia o nosso compadre Osvaldir esteve lá na fazenda e me disse que desde que você saiu lá do rancho havia se bandeado pro chinaredo, num bordel aqui da cidade. Por isso eu te odiei ainda mais, e por muitos anos não saí da fazenda, pra que os outros não ficassem rindo de mim. Até no Bolicheiro eu só ia à noite e fazia minhas compras escondido pra que ninguém me visse, pois o compadre, sem nenhuma piedade, havia contado isso no vilarejo todo. Hoje eu fiquei sabendo que não era verdade. Mas o que me fez sofrer ainda mais é que não te dei valor, não acreditei na mulher com quem me casei. De onde eu tirei a ideia de que você fosse capaz disso? Eu sou mesmo um tremendo estúpido idiota, merecia ser capado a paulada. Agora só o que eu posso fazer é te pedir perdão! E aqui estou! Minha querida Isabel, me perdoa?!

Qualquer um que pudesse ver aquele homem implorando o perdão de Isabel teria a certeza de que ele estava sendo sincero. E ela sabia. Seu sofrido coração dizia que sim, que ele era verdadeiro. O difícil de digerir era que ele nunca acreditara nela. Nem lhe dera a mínima possibilidade de defesa, nem pra ela, e agora, nem pra sua honra.

Reunindo o restinho de força que ainda lhe restava, Isabel, olhando aquele homem em pé parado ali na sua frente, perguntou-lhe:

— Josino, você acreditou mesmo que eu fui a culpada pela morte do nosso filho? Nunca lhe passou por essa cabeça dura que poderia haver outros motivos para aquilo ter acontecido? Me fez sair da tua vida como se espanta um cachorro! Nunca quis saber se eu vivia ou se tinha morrido. Nunca se importou comigo. Não pensou nem um instante que eu poderia estar sofrendo tanto ou mais que você. Seu orgulho e egoísmo foram tão grandes assim? Ou você nunca me amou de verdade?

Ele a olhava com muita culpa. Meu Deus, quanto ela devia ter sofrido! Ela continuava perguntando com o olhar. Josino respondeu:

— Eu sempre a amei, Isabel! Sempre! Porém, quando aquilo aconteceu eu perdi a razão, quase enlouqueci, e punindo você eu estava me punindo também. Fui um tolo, perdi os melhores anos da minha vida e fiz com que acontecesse isso também com você. Com essas minhas atitudes idiotas eu transformei a minha e a sua vida em um inferno. Mas sempre te amei e continuo te amando! Só não sei se te mereço. Acho que não! Mas precisava te pedir perdão pelo que te fiz passar. E o compadre Osvaldir, com ele eu vou acertar umas contas, ele vai ter que contar direitinho com quantos paus se faz uma cangalha. Aquele mentiroso maldito! Vou matá-lo!

— Para que fiques sabendo por mim e não por outras pessoas que poderão distorcer a verdade, o compadre Osvaldir veio atrás de mim aqui na cidade com uma proposta de deixar a comadre pra ficar comigo. Eu disse não e ele saiu muito contrariado e tentou me desmoralizar com essa história de bordel.

— Vou matar o compadre! — disse Josino, com muita raiva.

— Calma, homem! Lá estás tu novamente querendo resolver tudo pela força. Deixa que a vida se encarregue de acertar as contas com ele.

— Tu não tens nem um pouco de interesse em saber o que aconteceu comigo depois que vim embora?

— Sim, Isabel, quero sim! Na verdade, não teve um bendito dia que eu não pensasse em você durante todos esses anos. Ou no meu trabalho, ou à noite em meu catre, antes de dormir, ou na madrugada, quando perdia o sono. Sempre imaginava como você deveria estar, se seus cabelos tinham branqueado como os meus, se ainda tinha o mesmo sorriso. Às vezes me parecia ouvir a sua voz chamando meu nome. Quantas vezes parei meu trabalho para olhar ao redor, só para perceber que aquilo não passava de um produto da minha imaginação! Quantas noites saltei rapidamente da cama, até mais rápido do que minhas pernas permitiam, ao ouvir você me chamando! Rodei muito pela casa até entender que eram apenas os fantasmas das minhas culpas que estavam ali pra me punir. Sim, Isabel! Eu pensei muito em você! Mesmo acreditando que estava naquele maldito bordel, eu assim mesmo pensava em você. Às vezes com raiva! Mas a maioria delas era com carinho! Carinho que eu lutava comigo mesmo pra não admitir. Mas era carinho. Me conta da sua vida, Isabel, preciso saber. Como passou? Casou-se novamente?

Fez essa pergunta morrendo de medo da resposta, porém só se deu conta disso depois que já tinha falado. Mais uma vez fora traído pelo seu hábito de falar sem pensar.

Isabel sabia disso, ela o conhecia muito bem. Fez que não percebeu a preocupação do ex-marido. Sentou-se, e, com as mãos em cima da mesa, tamborilava levemente nela com a ponta dos dedos. Olhou para Josino, que continuava em pé, e sinalizou a ele com o queixo na direção de uma cadeira. Ele puxou-a para um lado e sentou-se bem à frente de Isabel. Ela começou sua narrativa.

— Desde quando eu estava grávida, lá na fazenda, eu já sentia muitas dores no abdômen. Nunca te falei nada pra não incomodá-lo com aquilo. Achei que fosse coisa normal nas mulheres grávidas. Eu nunca havia tido um filho, como iria saber se era normal ou não? Simplesmente achei que era assim mesmo. Depois do trágico parto as dores se intensificaram, e com a sua indiferença parecia que doía ainda mais. Quando saí da fazenda, eu vim ter com um médico. Ele me pediu alguns exames, e depois de muito vai e vem fui diagnosticada com um câncer no útero. Foi um susto enorme. Eu estava na casa de uma tia, que me acolhera muito bem, mas era a casa dela. Como você sabe, a minha família tinha ido embora pra capital. Se não fosse minha tia eu não teria em quem me apoiar.

Josino, envergonhado, mantinha a cabeça baixa.

— Iniciei um longo tratamento. Foram alguns anos de dor e sofrimento. Depois veio a cirurgia, e os médicos retiraram meu útero inteiro, e junto tiraram a possibilidade de um dia ter outro filho. Mais dor e sofrimento, até que chegaram as rádios e quimioterapias. Lá se foram mais três longos anos de luta contra aquele mal. Foram anos de provação! Mas venci. Uso medicação até hoje! Mas estou bem. Esse câncer foi a causa de termos perdido nosso guri. Ele já existia! A gente só não sabia. Foi ele quem matou nosso guri, Josino! Não eu! Você não sabia! Eu não sabia! Mas foi ele! Eu não podia fazer nada! Eu não sabia o que fazer, Josino. Durante meu tratamento, titia me arrumou trabalho aqui, onde ela era uma benfeitora. No início eu fazia trabalho voluntário, apenas para me ocupar, mas depois da cirurgia fui efetivada. Eu gostava, e ainda amo este lugar, pois aqui eu, de quem foi tirado o direito de ter filhos, podia ser mãe, podia dar amor a tantos filhos que não tiveram a sorte de ter o amor e o carinho de seus pais.

Choraram abraçados por um longo tempo. Já passara longe do meio-dia. A diretora e Rebeca tinham ido embora para o almoço, e já estava quase na hora de retornarem.

Isabel e Josino estavam tentando entender juntos por que Deus usa determinadas ferramentas para tentar dar mais uma oportunidade de corrigirmos o rumo de nossas vidas.

Josino, naquele exato momento, estava lembrando das palavras que Deus lhe havia dito no dia anterior: "A vida tem muitos caminhos! Eu mostro o caminho certo! Mas a escolha de qual deles seguir é sua!"

Aquele momento era o maior testemunho disso. Ele e Isabel estavam ali naquela situação pelas escolhas erradas que fizeram no passado. Ele, então, não fizera uma escolha certa. Envergonhava-se disso. Precisava acertar de agora em diante. Ele pegou carinhosamente as duas mãos de Isabel, apertou-as entre as suas, trouxe contra o seu peito e disse a ela:

— Minha querida Isabel! Tenho consciência de quanto mal te causei. Arrependo-me amargamente por tê-la abandonado justo na hora em que mais precisava de mim. Mais uma vez te peço: se puder me perdoar eu ficarei imensamente feliz. Sei que não te posso pedir mais nada, apenas perdão. Se me perdoares, saberei que no dia em que eu me mudar lá pra estância do céu, poderei ir mais tranquilo.

Dizia isso e apertava as mãos dela contra o seu coração.

— Muito bem, Josino. Me fizeste sofrer todas as dores, mas te perdoo. Aquele não era você, era a personificação do mal agindo em você.

Ele levantou-se, puxou-a para si, abraçou-a fortemente, apertou-a contra seu peito, depois beijou sua testa, beijou seus olhos, e em seguida beijaram-se como dois adolescentes apaixonados.

Continuaram a conversar ainda por uma ou duas horas. Depois lancharam junto com as crianças do abrigo, e Rebeca os convidou para jantarem em sua casa junto com toda a sua família.

O resto da tarde Josino e Isabel, que fora dispensada do trabalho pelo resto do dia, caminharam a esmo cidade afora. Falaram sobre muitas coisas comuns aos dois e que tinham ficado esquecidas no passado.

Josino, muito entusiasmado, contou à companheira o que havia ocorrido na fazenda no último ano. Falou do seu trabalho duro e cansativo, da sua solidão, das dores que já lhe dificultavam a realização de muitas tarefas, de como tinha pedido ajuda a Deus. E de como ele próprio apareceu para ajudá-lo.

— Sério?! — perguntou Isabel, um tanto desconfiada.

Porém Josino apressou-se a contar tudinho a ela, antes que lhe fizesse mais alguma pergunta. Contou de suas longas conversas, das mudanças na estrutura da fazenda, que foram sugeridas por Deus. Contou-lhe que estava ali porque, em uma de suas conversas, Deus o havia feito perceber o quanto ele havia errado com ela. Contou como as coisas estavam diferentes e melhores por lá, e que isso somente havia acontecido depois que Deus aparecera fisicamente. Contou quanto era bom e agradável estar e conversar com ele. Enfim, pediu a ela que não comentasse com ninguém sobre aquele assunto.

Isabel estava muito feliz com a mudança do seu Josino, e muito curiosa para conhecer Emanuel, o qual Josino chamava de Deus.

Chegaram cedo para o jantar na casa do seu José. Lá estavam ele, seus filhos, Rebeca e suas cunhadas, os netos do seu José, enfim, a família toda. Isabel conhecia todos eles e era muito querida naquela casa.

O jantar estava ótimo, e conversaram muito. Seu José mostrava-se bastante feliz com o rumo que as coisas haviam tomado, pois já fora informado por Rebeca do que se havia passado lá no abrigo.

Depois do jantar sentaram-se na varanda, e a conversa correu solta sobre muitos outros assuntos. Ouviam-se risos, até algumas gargalhadas, o que demonstrava que aquele clima tenso vivido durante o dia já não existia mais. Algumas horas depois, Josino acompanhou Isabel para sua casa. Ela morava numa casinha pequena nos fundos da instituição, pois ela ajudava as demais funcionárias nos cuidados com as crianças também durante a noite. Se precisassem dela, tocavam a campainha, e lá ia Isabel apoiar no cuidado mais específico de algum interno. Josino deixou-a lá, na porta de sua casinha. Despediram-se com um beijo de boa noite, e ele voltou para dormir na casa de seu primo José.

No outro dia, bem cedo, Josino chegou à casa de Isabel e tomaram um bom mate, e depois um café. Josino refez a proposta da noite anterior, de levá-la para a fazenda pra passar uns dias, rever velhos amigos e dar uma nova oportunidade para os dois. Isabel não tinha decidido nada. Estava meio receosa, fora muita coisa ruim no passado, não podia simplesmente passar uma borracha.

Enquanto isso Josino aproveitava a estada na cidade para adiantar os cuidados com os seus negócios. Isabel conversou com dona Glória e Rebeca sobre o que devia fazer em relação à proposta de Josino.

Aconselhada pelas duas amigas, decidiu que aceitaria, tentaria mais uma vez. Acertaram com a diretora que ela teria um mês de férias, que seria um bom tempo para pensar e decidir o que fazer de sua vida. Ela precisava rever o local onde vivera o céu, por um período longo e suave, e o inferno, por um tempo curto, intenso e trágico. Era necessário um tempinho por lá para entender se ainda havia espaço para ela naquele lugar e na vida de seu amado.

Arrumou as malas com certa apreensão. Sua vida tinha mudado totalmente de rumo nas últimas horas. Por mais que se esforçasse para acreditar que tudo o que houve com eles não passara de um erro, o passado ainda doía. Entregou nas mãos de Deus. Estava decidida a experimentar.

Despediu-se das crianças do abrigo, dos colegas e professores, e foi muito abraçada por todos, que lhe desejaram sorte. Foi até a capelinha que havia ao lado de um dos corredores, ajoelhou-se em frente à imagem do Sagrado Coração de Jesus que havia sido pintada na parede acima do pequeno altar, e, com os olhos marejados de lágrimas, ofereceu a ele aquela experiência, a nova vida que iria tentar, a vida de Josino. Pediu suas bênçãos àquelas crianças que ela deixaria ali no orfanato por um bom período.

Levantou-se e, sem olhar mais para trás, foi para sua casinha esperar Josino. Enquanto esperava, um pensamento insistia em fazê-la sorrir um pouco mais aliviada. Aquela história que Josino contara sobre Deus estar lá no rancho, aquilo era magnífico, e grande parte de sua decisão de voltar pra lá se devia a isso, embora não houvesse contado a suas amigas. Era também isso. Aquilo a atraíra muito. Sabia que não era mentira; seu marido nunca teve o hábito de mentir, sabia que para ele a mentira era algo imperdoável. Ela pressentia que iria encontrar-se fisicamente com Deus, poder tocá-lo, falar com ele. Seria algo muito bom. Com certeza sua vida seria diferente depois disso.

Seu Josino chegou e apeou do caminhãozinho. Ela já estava de pé na porta da casinha, com as malas. Josino, com um sorrisão de felicidade, deu-lhe um abraço e disse:

— Vamos, minha prenda. Meu cavalo de quatro rodas vai nos levar ao rancho.

Durante a viagem conversaram muito. Josino fez muitos planos, com os quais ela, com muito respeito, procurou não se comprometer ainda. Enfim, foi uma boa viagem. Enquanto a luz do dia os acompanhava, ela apreciava muito a paisagem, pois havia muitos anos não saía do abrigo infantil. Ficou impressionada como tudo estava diferente de quando era jovem. Afinal, fazia quase quarenta anos que não via mais aquelas campanhas.

Chegaram ao rancho já noite alta. Desceram, e Josino pediu a João, o peão mais novo dos dois irmãos, que guardasse o caminhão. Tomou Isabel pela mão, e como um casal de jovens namorados entraram na casa nova da fazenda. Atrás entrou Marcelo, o outro peão, carregando as malas dos dois. Deixou-as na sala e retirou-se.

Apesar de ser noite, Isabel não pôde deixar de notar que tudo por ali estava muito mais bonito, nem parecia ser mais o mesmo lugar.

— Que casa linda! Muito espaço! — disse, admirada.

Olhava ansiosa para todos os lados, entrou em todos os cômodos, e, quando voltou para a sala, perguntou a Josino, fazendo um sinal de nada, com as palmas das mãos viradas para cima:

— Onde está ele?

— Ele, quem? — respondeu Josino com outra pergunta.

— Ora, quem?! Deus!

— Ah! — fez Josino, sorridente. — Não se preocupe, ele aparece. O tempo dele não é o nosso tempo. Ele aparece!

A casa era grande, possuía quatro quartos enormes bem decorados, com banheiros acoplados privativos.

Isabel preferiu arrumar suas coisas em um dos quartos de hóspedes, para decepção de seu Josino.

— Vamos com calma — dissera ela — não vamos colocar o carro na frente dos bois. Um passo de cada vez, Josino!

Ele balançou a cabeça, concordando, e depois falou conformado:

— Tá certo, Isabel! Fique bem à vontade! A casa é sua!

Dizendo isso, retirou-se para seu quarto, e Isabel fez o mesmo. Estavam cansados da viagem, e os últimos acontecimentos os haviam desgastado por demais.

Ela arrumou suas coisas num armário enorme, que tomava conta da parede toda de uma lateral do quarto. Tomou um banho e depois sentou-se na cama grande e macia, da última moda, que estava bem arrumada, com lençóis e cobertores novos e muito limpos. Martha, a esposa de Marcelo, havia trazido a esposa pra trabalhar no rancho, e ela fazia a comida e cuidava das casas. Isabel, sentada em sua cama, pensava, um tanto desconcertada: "Que estranho, eu, no quarto de hóspedes de minha própria casa." Balançou a cabeça para os lados, tentando se livrar daquele pensamento.

Preparou-se para dormir. Estava meio decepcionada. Esperava ter encontrado Deus por ali. Deitou-se e adormeceu rapidamente, e varou a noite em sono só. Acordou com o cantar dos galos e dos pássaros, Ficou encantada. Há quanto tempo não ouvia aquilo? Nem lembrava mais o quanto era bom acordar com aquela sinfonia. Estava extasiada com a perfeição daquela orquestra. Quem seria o maestro? Procurava identificar nos cantares de cada pássaro e cada galo a respectiva nota musical: essa é dó! Ré! Mi!

De repente tudo foi abafado pelo ronco do trator. Eram os peões se preparando para ir pro campo. Ela se esquecera de como a vida na fazenda começava muito cedo. Estava um pouco zangada por terem atrapalhado aquela linda apresentação que aqueles bichos faziam para celebrar o nascimento de um novo dia. Precisava aprender com aquilo, precisava ser mais grata por cada dia que tinha a oportunidade de começar com vida.

Há algum tempo já havia percebido pela fresta por debaixo da porta do seu quarto que a luz da cozinha estava acesa. Levantou-se e tomou um bom banho, quentinho, diferente de outras épocas, quando não havia luz elétrica na fazenda. Vestiu uma roupa nova, secou e arrumou bem os cabelos. Secador era outra novidade por ali. Aquilo a deixou intrigada, e com um leve sorriso. Pensava como aquele homem rude como Josino havia cedido tanto assim para admitir essas coisas modernas em sua casa. Lembrou-se de que ele havia dito que depois de algumas longas conversas com Deus, havia mudado totalmente. Ampliou um pouco o sorriso, olhando para a sua imagem refletida no espelho, e falou para si mesma:

— Bendito seja Deus!

Ao chegar à cozinha, viu Josino em pé frente à pia, ocupado em preparar o mate.

— Bom dia! — exclamou ela.

Josino deu pulo, assustado com aquela voz feminina cumprimentando-o àquela hora da manhã. Há quase quarenta anos aquilo não acontecia. Virou-se rapidamente para a direção de onde vinha a voz e arregalou os olhos com aquela surpresa boa. Era Isabel de pé, cumprimentando-o, e desta vez era de verdade. Ela estava ali, linda, radiante, e lhe desejava um bom dia. Por certo seria mesmo.

Meio sem jeito, cumprimentou-a também, limpando com a mão um tanto de erva-mate que havia derramado em sua roupa com o susto. Limpou rapidamente a cozinha, e com a mão estendida ofereceu uma cadeira para Isabel e a convidou a sentar-se. Ele fez o mesmo, colocando a sua cadeira bem próximo à dela, encheu a cuia de mate, tomou o primeiro gole e falou bastante apressado.

— Que tal a gente se sentar na varanda pra tomar nosso chimarrão? O dia já está ficando claro, e de lá podemos ver as coisas se movimentando por aqui.

Ela concordou, e os dois mudaram-se para a varanda, acompanhados da chaleira e da cuia. O ar estava agradável, e não demoraria muito para os primeiros raios de sol aparecerem, enfiando-se por entre os galhos das árvores. A galinhada saía para catar alimento ao redor das casas, bandos de pássaros saíam em revoada para explorar o restante da fazenda, e até o Pitoco, o velho cusco, corria de um lado para o outro, parecendo querer mostrar que estava no controle de tudo o que se passava por ali e nada escapava do seu faro apuradíssimo e de sua audição não menos eficaz. Isabel observava tudo com detalhes. Era realmente muito bonito aquele lugar, nem parecia ser o mesmo em que vivera muitos anos antes.

Tomaram algumas cuias de mate, cada um com seus pensamentos, e acabaram se distraindo dos movimentos à sua volta. De repente ouviram uma voz que os fez voltarem rapidinho à realidade.

— Buenos dias, amigos!

Era Emanuel, que já os observava havia alguns minutos. Estava parado ali na entrada da varanda sem ter sido notado pelos dois, tão absortos estavam, cada um com seus pensamentos.

Josino levantou-se o mais rápido que pôde e foi ao encontro de Emanuel. Deu-lhe um fortíssimo abraço e dizia sem parar:

— Obrigado! Obrigado, meu Deus! Obrigado!

Pelas palavras de Josino, Isabel, por dedução lógica, compreendeu de quem se tratava o inesperado e madrugador visitante.

Embora Josino não dissesse por que lhe agradecia, Deus sabia o motivo, ela, que estava ali a poucos metros de distância. O fazendeiro conduziu Emanuel para a varanda, abraçando-o, e apresentou-lhe Isabel, dizendo:

— Senhor, esta é Isabel, minha prenda do passado, do presente e do futuro.

Virou-se para Isabel e disse:

— Este aqui, Isabel, é Emanuel, de quem eu te falei! Ele é Deus e veio pra me ajudar!

Visivelmente emocionado, disse a Deus:

— Esta é Isabel, a prenda que eu desprezei há muitos anos.

Secou as lágrimas dos olhos com as costas das mãos e virou-se rapidamente para pegar a chaleira do chão e encher a cuia de mate que segundos antes apanhara da mão de Isabel. Com esse gesto tentou esconder dos dois o quanto estava chorando. Foi em vão; eles sabiam.

— *Seja bem-vinda, minha filha* — disse Deus a Isabel. — Já estava na hora de aparecer, precisamos dar um jeito neste velho cabeça-dura — piscou um olho pra Isabel e apontou com o queixo para Josino.

Os dois riram baixinho. Providenciaram para que Deus se sentasse e, com a cuia na mão, Josino ofereceu-lhe o chimarrão.

Tomaram mais algumas cuias de mate. Isabel estava encantada com o modo como Deus agia com o fazendeiro, incentivava-o a cada palavra, encorajava-o sempre que ele via alguma dificuldade. Era muito bom ter por perto alguém assim.

Agora ela compreendia o entusiasmo de Josino quando lhe contara das mudanças que sua vida tivera depois do encontro físico com Deus.

Minutos depois chegou um veterinário, e Josino teve que se ausentar para levá-lo para ver uma rês que estava doente há alguns dias. Isabel aproveitou que estavam a sós, pôs-se de joelhos e disse:

— Tu és o meu Deus! Tudo sabes, tudo conheces, até o que ainda não houve. Vês onde ninguém mais consegue ver. Sabes de minha vida, conheces o que passei. Por favor, me oriente para que eu não volte a sofrer! Me acompanhe para que eu não fique mais sozinha, ou então me faça forte e firme como um rochedo, se eu tiver que sofrer novamente.

Deus, com muita doçura no olhar, colocou sua mão sobre a cabeça de Isabel e lhe disse com a voz mais suave que ela poderia um dia ter ouvido:

— Doce Isabel! Teus dias de sofrimento acabaram, e nunca mais ficarás só. Aliás, Isabel, nunca estiveste só. Quando não havia ninguém contigo e nem por ti, quando te sentias abandonada por todos e por mim, não era verdade. Eu estava lá contigo, ao teu lado. Muitas vezes, quando teu corpo não aguentava as tuas dores, eu as transferia para mim pra dormires um pouco. Quando te sentias muito solitária, eu entrava em teu coração para levar-te um pouco de companhia. Quando te sentias cansada, eu me transformava em sedativo para dar-te um pouco de conforto. Fiquei contigo todos os dias e todas as noites durante a tua enfermidade, e quando todos te deixaram, eu estava lá. Eu recolhi cada fio de cabelo que perdeste durante a quimioterapia, para devolvê-los depois, quando cresceram novinhos, te devolvendo a alegria. Eu me alegrei com isso. Quando deste o primeiro sorriso depois da forte crise, eu sorri contigo. Não te enganes, Isabel: sempre estive e sempre estarei contigo.

— Eu sei, meu Senhor! Eu não o vi como agora, mas eu senti tua presença.

Ele a tomou pela mão e disse:

— Levanta-te, Isabel. Não vale a pena sofrer pelo passado. Há vida pela frente, e para compensar o que passaste eu te preparei um presente muito especial.

— O que é, meu Senhor? — perguntou Isabel.

— Vim oferecer a ti e a teu marido a oportunidade de retomarem a vida e a felicidade que perderam há muitos anos. Vocês ainda podem ser felizes, vocês merecem isso. Por quanto tempo, não sei! Mas podem sentir o gostinho da felicidade.

Isabel ergueu-se e respondeu:

— Se for a tua vontade, eu aceito! Só precisamos contar ao Josino — disse ela, sorrindo.

Nesse momento, Josino e o veterinário estavam chegando de volta. Serviram uma cuia de mate ao Osias, o veterinário, e ninguém mencionou a identidade do visitante. Osias tomou seu chimarrão, agradeceu, passou mais algumas recomendações sobre o cuidado com o rebanho, despediu-se, embarcou em sua caminhonete e foi atender outros fazendeiros da região.

Josino não perdeu tempo. Pediu a Deus, com a voz embargada pela emoção:

— Meu Deus! Me ajude a convencer Isabel a ficar aqui na fazenda, e a esquecer totalmente das asneiras que eu fiz no passado. Eu devo essa chance de felicidade a ela. E quero garantir que sejamos felizes juntos pelo tempo que nos resta.

— Você é um tolo! Ela já te perdoou! Ela aceita viver aqui contigo!

Josino olhava para Isabel, não cabendo em si de alegria. Tinha vontade de pular em seu corpo, de abraçá-la, de beijá-la, mas conteve-se na presença de Deus. Compreendendo o que estava se passando com Josino, Deus falou, sorrindo:

— Não fique com essa cara de bobalhão! Pode beijá-la!

Então ele, um pouco tímido, beijou a boca de Isabel, a princípio delicadamente, depois a emoção falou mais alto e beijou-a com sofreguidão. Deus retirou-se sorrindo e falando alto pra que ele ouvisse:

— Menos, Josino! Menos...

Ele a soltou imediatamente, dizendo:

— Perdão, Senhor! Perdão! Eu... Eu...

Não sabia mais o que dizer, de tão embaraçado. Isabel ria com aquela cena.

— Senhor! — chamou ela. — Se vamos fazer isso, vamos fazer direito. Estamos descasados por quase quarenta anos, e dadas as circunstâncias eu considero que nosso primeiro casamento não valeu. Então teremos que fazer isso de novo.

Deus voltou alguns passos, apontou com o dedo indicador apontado para Isabel e disse:

— Gosto de você, menina! — sem se importar com a idade cronológica de Isabel. — Vamos dar um jeito nisso. Hoje à noite eu mesmo faço o casamento de vocês.

Isabel sorria satisfeita, e Josino parecia um guri novo ao ganhar uma pipa.

Tudo combinado como seria o casório, trataram de começar os preparativos. Ao meio-dia Josino comunicou o que estava acontecendo aos peões, Marcelo e João. Avisou que na parte da tarde eles não iriam para o campo, pois precisavam ajudá-lo nos preparativos do seu casamento. Junto com Isabel e com Deus, comunicou ainda que os dois seriam os padrinhos. Ambos foram pegos de surpresa e olharam espantados para o patrão. João disse:

— Mas barbaridade, tchê, agora o senhor nos deu pealo certeiro. Nós não podemos ser seus padrinhos, patrão!

— E por que não? — perguntou-lhes Deus, que até então se mantinha calado, ouvindo.

— A gente não tem nem um pila pra comprar os presentes. Onde é que vamos arrumar uma pilcha nova? Não temos um tostão furado nem pra comprar uma água de cheiro.

— Calma, gurizada, calma, hoje vocês serão o presente.

Emanuel falava com voz calma. Isso desarmou o espírito dos peões.

— Os noivos não poderiam querer um presente melhor que serem apadrinhados por dois jovens honestos, trabalhadores e muito competentes como vocês dois.

Eles se encheram de orgulho ao ouvir tantos elogios, porém João voltou a falar:

— Mas as nossas pilchas estão surradas, vai ser vergonhoso!

Perguntou-lhes Emanuel:

— As pilchas são suas?

Os dois responderam que sim, acenando com a cabeça.

— Não foram roubadas de ninguém?

Novamente acenando com a cabeça, disseram que não. Então disse Emanuel:

— Não há nada de vergonhoso nisso. Deixem de manhas e vão ajudar vosso patrão! — disse sorrindo.

Josino e os peões mataram um carneiro gordo, estaquearam o couro e puseram pra secar, temperaram boa parte da carne, prepararam a fogueira, fizeram uma boa limpeza no bosque e no jardim, e deixaram tudo limpinho. A ocasião exigia essa consideração.

Enquanto isso, Isabel, acompanhada por Martha, a esposa de Marcelo, trabalhava na cozinha. Lançaram mão do que tinha por ali, fizeram pão caseiro, algumas cucas, cozinharam arroz, e, claro, o bolo. Não poderia haver casamento sem bolo, por mais simples que fosse, mas era parte da cerimônia.

Todos envolvidos com os preparativos, nem perceberam a noite chegar. Josino e os peões deixaram a carne assando à moda campeira. Um espeto de madeira, de um arbusto cortado no facão ali no capão de mato ao lado do rancho, era fincado no chão, com um círculo de fogo baixo ao seu redor, a uma distância de meio metro, mais ou menos.

Foram todos para o banho porque a hora do casamento estava chegando. Quase uma hora depois, Marcelo e João, que antes haviam atiçado o braseiro no churrasco, se chegavam pra varanda da casa grande da fazenda. Já seu Josino tinha arrumado uma pequena mesa de madeira, coberta por uma toalhinha de renda branca, para servir como altar. Em cima, um antigo castiçal com uma vela, um copo com água, um pequeno ramo de cipreste e um par de alianças, o mesmo que haviam usado quando se casaram pela primeira vez. Josino guardara a sua e Isabel a dela, e agora concordaram que deveriam utilizar as mesmas alianças, e as depositaram lá.

Josino apareceu primeiro. Parecia até mais novo. Fizera a barba, colocara uma pilcha nova, bota sanfonada e reluzente, bombacha 4 panos, lenço vermelho, uma homenagem ao seu velho pai, que lutara na Revolução Farroupilha. Chapéu grande e de barbicacho preso ao queixo, dava a ideia de um velho caudilho em seu quartel-general. Estava feliz, sorriso de orelha a orelha. Não se aguentava em si mesmo. Ali naquela noite ele era a mais fiel imagem de um monarca.

De repente, surge Isabel. Todos ficaram boquiabertos. Ela estava usando um majestoso vestido de prenda azul-escuro, trabalhado com renda branca na parte de cima, alguns babados de azul mais claro na parte de baixo, cabelo trançado, com uma flor presa do lado direito, acima da orelha. E um par de luvas brancas nas mãos, que traziam entre elas uma rosa vermelha, colhida ali no jardim.

Chegaram-se de um lado da mesa, e Deus postou-se do outro lado. Os peões, padrinhos, ficaram um de cada lado dos noivos. Os homens retiraram respeitosamente os chapéus, e Deus deu início à cerimônia, dizendo:

— Josino! Aceitas Isabel por sua legítima esposa até que lhe chegue o chamado para subir à Estância Celestial?

Sim! — respondeu ele, trêmulo.

Depois dirigiu se a ela:

— Isabel! Aceitas Josino como seu legítimo esposo, até que os anjos te venham buscar para morar eternamente na estância do Céu?

— Sim! — disse Isabel, com o rosto radiante de alegria.

Deus pegou o ramo verde e o copo de água, abençoou as alianças, aspergiu os noivos, depois os padrinhos, pediu que colocassem as alianças um no outro e disse vagarosamente:

— Eu os declaro casados em nome de Deus.

Aproximou-se de Josino e disse baixinho:

— Apenas um conselho. Lembre do que meu filho Jesus deixou escrito: Mateus, cap. 19, vv. 5 e 6: "Por isso o homem deixará seu pai e sua mãe, e se unirá à sua mulher, e os dois formarão uma só carne. Assim já não são dois, mas um só. Portanto, não separe o homem o que Deus uniu."

Disse isso olhando dentro dos olhos de Josino, que sentiu seu corpo gelar com aquele olhar. Ele entendera o que Deus quis dizer. Ah, se entendera!

Quando o casamento acabou, Martha serviu a comida da cozinha, João trouxe a carne assada, e todos comeram muito bem. Seu Josino serviu um vinho muito bom, que estava guardado havia muito tempo. Parecia adivinhar que chegaria um dia em que o serviria num acontecimento muito especial.

Depois do jantar, Josino pegou a velha acordeona e, para a alegria de todos, tocou muita moda campeira. Isabel já nem se lembrava mais há quanto tempo não ouvia o som de gaita, e muito menos de ouvir Josino tocando.

A noite passou rápido. Quase madrugada, todos felizes e já meio embriagados pelo vinho, recolheram-se para dormir. Havia sido uma noite memorável, um recomeço de duas vidas, o dia em que Deus realizou um de seus propósitos.

No outro dia, como sempre, Josino acordou muito cedo. Isabel veio logo atrás. Iniciaram o café, prepararam o mate e se puseram a esperar por Deus. Estranhamente, ele não aparecia, então Josino foi até seu quarto com a intenção de acordá-lo. Voltou meio assustado. Ele não estava lá, nem a cama fora desfeita. Enquanto Isabel ia também até o quarto para se certificar disso, Josino pensava consigo mesmo: "Por ora Deus está satisfeito."

Os dias foram passando, e agora Josino e Isabel viviam em harmonia. O rancho ganhara vida nova e tudo estava mais alegre, melhor, muito melhor que antes. No final de trinta dias voltaram à cidade para acertar a situação de Isabel junto à instituição em que ela servia. Josino aproveitaria para cuidar de seus negócios.

Na chegada à cidade, Isabel passou em um salão, pintou o cabelo, fez uma boa maquiagem, visitou algumas lojas, comprou roupas novas e, depois de largar tudo no caminhão de Josino, dirigiu-se ao abrigo. Foi primeiro à sua antiga casa, cuja chave ainda estava com ela, e dali acessou o pátio do abrigo. Entrou direto para o corredor que levava à diretoria. A porta da sala estava aberta, e dona Glória trabalhava distraída com a papelada sobre a sua mesa. Pelo som de passos, sentiu que alguém se aproximara e parara em frente à sua porta. Ergueu a cabeça, olhou para a pessoa por alguns instantes, e quando ia perguntar quem era, Isabel sorriu e falou:

— Sou eu, Glória, a Isabel!

A diretora ficou muito surpresa com a mudança que a pintura de cabelo e as roupas novas haviam causado na amiga. Porém, ao reconhecer Isabel, correu para abraçá-la. Afastando-se um pouco, disse:

— Querida Isabel, como estás diferente, linda! Parece uma prenda jovem que acabou de ganhar um concurso! Que bom que estás aqui! Vem cá, senta aqui, me conta como você está!

A beleza a que dona Glória se referia não era só a exterior. A mudança e a beleza interior de Isabel, dava para sentir ao olhar pra ela.

A diretora mandou chamar Rebeca, que ao chegar demorou a reconhecer a amiga. Depois a abraçou demoradamente, e enfim sentaram-se as três. Dona Isabel contou tudo às amigas. No início, das suas dúvidas, depois de como foi bom rever a fazenda onde começara a sua vida de casada. Contou-lhes como estava linda e aconchegante, com instalações novas, um bosque maravilhoso, e lindos e extensos jardins. Rebeca interrompeu Isabel e disse entusiasmada:

— Isabel, o que estás descrevendo é um pedaço do céu! Eu quero conhecer um dia!

Glória corroborou com as palavras da amiga, dizendo:

— Eu também! Você nos leva lá?

Isabel fez que sim, enquanto presenteava as amigas com um enorme sorriso. Rebeca e Glória olhavam para ela com admiração. Como era lindo vê-la sorrir! Durante tantos anos, poucas vezes alguém havia tido a oportunidade de ver um sorriso nos lábios daquela mulher.

De repente parou de sorrir, olhou as duas amigas e disse tristemente:

— Vou ter que deixar o abrigo. Me dói o coração quando penso nos meus pequenos, mas eu fiz a minha escolha: vou viver com meu esposo lá no rancho.

As amigas estavam tristes por elas e pelas crianças do orfanato, porque não a teriam mais com eles, porém sabiam que ela merecia viver a sua felicidade depois de tudo pelo que passara.

A despedida foi emocionante e triste. Isabel, aos prantos, abraçou um por um os seus colegas de trabalho. Depois cada criança recebeu um abraço e um grande beijo de mãe. De uma mãe que, mesmo sem laços sanguíneos, os carregou em seu coração como se filhos legítimos fossem.

Foi difícil separar-se daquilo que por quase quarenta anos fora a sua vida. Juntou mais algumas coisas em sua antiga casinha, embarcou com Josino e seguiram de volta para a fazenda.

No retorno, passaram no povoado, mais precisamente no Bolicho do Tonico, onde ela pôde rever o amigo de muitos anos. Tonico a abraçou sorridente e disse, em tom de brincadeira:

— Agora, sim, temos alguém pra colocar um pouco de juízo nesse velho teimoso!

Outras pessoas que estavam por ali, que também os conheciam, riram junto com eles. Compraram o necessário para abastecer a despensa da fazenda e se foram estrada afora, porque o seu adorado ninho os esperava.

A vida no rancho os envolvia plenamente. Enquanto os peões cuidavam do campo, Josino mantinha tudo em ordem na sede. Limpava os galpões, abastecia as cocheiras com a ajuda do trator, roçava as ervas invasoras quando tentavam sufocar o pasto, tratava dos animais que viviam ao redor da casa. Ele e seu fiel companheiro, o velho cusco Pitoco, onde um estivesse, o outro também estava. Aquela era uma parceria de muitos anos.

O cãozinho chegara ali na fazenda havia muito tempo. Alguém por certo o havia abandonado na beira de alguma estrada, e a duras penas ele conseguira chegar até à fazenda. Estava magro, sarnento, doente, que mal se sustentava de pé. Josino alimentou-o, cuidou dele e o ensinou a lidar com a bezerrada na mangueira. A partir daí estabeleceu-se uma inquebrável parceria.

O nome Pitoco veio de uma luta um tanto quanto inglória para ele. Um dia, logo depois de sua recuperação, andava pelo campo atrás do cavalo de seu Josino, quando de repente se deparou com uma vara de javalis. Cachorro valente, porém sem a devida noção do perigo que enfrentava, apesar dos gritos de seu Josino, não desistiu e encarou a briga com um javali adulto. E foi desta feita que em uma dentada certeira o javali arrancou-lhe o rabo. A partir desse dia passou a ser chamado de Pitoco.

Dona Isabel ocupava-se da casa, e o seu maior prazer era cuidar do enorme e sempre florido jardim, que já era belo, mas que por suas mãos transformara-se num pequeno paraíso.

Assim se passaram mais alguns meses, e o verão estava quase acabando. Logo, logo o calor do verão daria lugar ao frio rigoroso do inverno, e antes de este chegar era preciso vender a boiada que estava pronta e diminuir o número de animais no pasto, pra passarem bem durante o período de frio.

Um belo dia, Josino e Isabel, montados em seus cavalos, passeavam pela fazenda. Ao regressarem para o rancho, passavam por perto da sanga e decidiram parar ali para os animais beberem água. Apearam para deixar os animais mais à vontade. Isabel, muito inquieta, agarrou o braço de Josino, e repetidamente, apontando logo à frente, dizia ao marido em voz baixa:

— É ele! É ele! Olha lá!

Josino olhou na direção que ela apontava. Lá estava ele: Deus, sentado na relva, com as costas apoiadas no tronco do velho tarumã, chapéu largado sobre o peito, seu cavalo pastando ali pertinho; parecia cochilar. Chegaram-se pra perto dele e Josino disse bem alto:

— Buenas, meu Patrão da Estância Celeste! Que bom tê-lo por estas bandas novamente!

Ele abriu os olhos e aquele sorrisão apareceu em seus lábios. Seu rosto se iluminou ao vê-los. Isabel foi ajoelhar-se para pedir bênçãos, ele a impediu e levantou-se. Estando em pé, abraçou-os e beijou suas faces.

— Olá! Olá! — disse Deus. — Como vai o mais novo casal de fazendeiros? Pelo jeito estão aproveitando para passear pela natureza. Muito bom! Muito bom! A natureza sempre tem lições muito importantes para nos passar, além de ser muito agradável.

Desta vez foi Isabel quem fez as honras. Chegou para junto de Deus e disse:

— Senhor, ficaríamos muito felizes se nos acompanhasse para nos visitar em nossa casa e tomar um mate conosco.

— O prazer será todo meu — respondeu ele.

Os três recolheram os seus cavalos, montaram e partiram rumo ao rancho. No caminho, Josino e Isabel colocaram-no a par das novidades (como se fosse preciso).

Chegaram em casa e desencilharam os cavalos. Isabel levou Deus para ver a beleza de seu jardim, depois entraram e trataram de preparar um bom mate.

Matearam e prosearam sem se importar muito com o tempo.

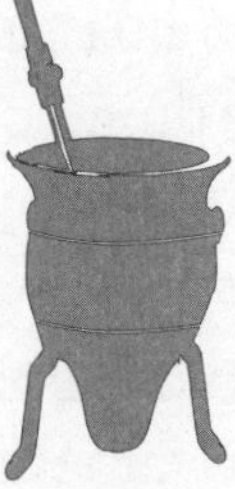

A BUSCA POR RESPOSTAS

Estavam em casa, sentados ao redor da mesa após o jantar. João, um dos peões, chamou de fora da casa, e Josino ouviu e foi atender:

— O que foi, João? Parece nervoso, homem!

— Patrão, preciso me ausentar amanhã! Aliás, desde agora, patrão! Estou indo agora pro vilarejo, meu pai, e do Marcelo, está doente, e minha irmã ligou há pouco dizendo que ele está muito mal. Vou lá ver se posso ajudar a pobre da minha mãe, que está muito preocupada com papai.

— Tá bom, João. Se precisar de nós, é só avisar que vamos imediatamente. Dá lembranças minhas pro seu Isidoro e diz que lhe desejo melhoras!

Isidoro, pai de Marcelo e João, era tio do bolicheiro do povoado. Ele estava há muito tempo sofrendo com insuficiência renal. Os médicos já lhe haviam retirado um rim, e o outro necessitava de transplante, porém estava difícil encontrar doador compatível.

Pensativo, preocupado, meio cabisbaixo, Josino entrou em casa. Isabel, que o conhecia muito bem, vendo o marido com o olhar triste, perguntou-lhe:

— O que houve, Josino? Por que estás tão acabrunhado?

Josino contou-lhe sobre o estado de saúde do seu amigo Isidoro, o pai dos peões.

Todos estavam calados ali na sala. Depois de algum tempo sem muito assunto, decidiram que iriam dormir, pois amanhã seria outro dia.

Acordaram cedo, como era costume na fazenda. Desta vez foi Isabel quem preparou o mate, e tomou-o primeiro. Em seguida a cuia começou sua roda de mão em mão. O chimarrão estava ótimo, mas dava pra perceber que o mal-estar da noite anterior ainda não se dissipara por completo, havia um vazio perturbador no ar. A roda de chimarrão estava muito calada.

Josino quebrou o silêncio dizendo:

— Tu sabes, meu Deus, que sou incorrigível! Mas se me permites mais um atrevimento, eu gostaria de lhe perguntar algumas coisas que vivem me atucanando os pensamentos.

— Pergunte! Estou ouvindo! — disse Deus.

O velho fazendeiro estava inquieto. Mexia-se na cadeira, e era fácil perceber que estava realmente incomodado. A notícia da saúde do amigo havia mexido com ele. Ajeitou-se mais uma vez, pigarreou um pouco e iniciou seus questionamentos, muito direto.

— Sabe, Senhor, eu acho que existem algumas coisas erradas!

— Fale, meu bom homem! Quem sabe podemos corrigi-las juntos!

— Bueno, me parece injusto que muitas pessoas boas fiquem doentes e sofram com isso, quando tantas outras que só fazem o mal são desonestas, bandidos, ladrões, corruptos... (e desfiou todos os adjetivos possíveis para classificar os maldosos). Estes, Senhor, na maioria das vezes gozam de ótima saúde. Isso não o incomoda, Senhor? Por que o Senhor permite que isso aconteça? Mesmo tendo o poder que tem?!

— Primeiro, Josino, lembre-se do que está escrito em Mateus, cap. 4, vv. 6 e 7: "Estando Jesus no mais alto monte, disse-lhe o espírito do mal: Se tu és o filho de Deus, lança-te daqui para baixo; porque está escrito: Que aos seus anjos dará ordens a teu respeito. E tomar-te-ão nas mãos, para que nunca tropece o seu pé em alguma pedra. Disse-lhe Jesus: Também está escrito: Não tentarás o Senhor teu Deus."

Josino, com o rosto vermelho de vergonha, replicou:

— Perdão, Senhor, não foi essa a minha intenção.

Deus, com os olhos fitando o horizonte, falava suavemente:

— Deus não permite, ou deixa de permitir, esta ou aquela doença, nesta ou naquela pessoa. As pessoas adoecem simplesmente porque é da sua natureza adoecer. Elas adoecem, algumas morrem, outras não. A doença não encontra com Deus no caminho e diz: "Ô, Deus! Eu vou atacar o fulano, ou o beltrano." E Deus responde: "Ah, tá! Aqueles? Tudo bem, pode atacar."

Não, meu filho! Não é assim. A maioria das pessoas ficam doentes pelas escolhas erradas que fizeram em suas vidas. Muitas sofrem hoje as consequências de uma má alimentação, adotada durante anos e anos; outras tantas, por se exporem a agentes nocivos à sua saúde, e isso leva seus corpos a padecerem de males relativos a essa exposição, ainda que imperceptível. Um câncer, por exemplo, não é introduzido por Deus no seio de uma pessoa. São apenas células que por um ou outro motivo se modificaram e se reorganizaram no organismo, produzindo o tumor, e não foi porque Deus permitiu. Morre muita gente por causa de acidentes, seja da forma que for. As pessoas dizem: foi Deus que quis assim. Mas não foi desejo de Deus! Se a pessoa morreu porque estava andando em excesso de velocidade, foi escolha dele, não era Deus pisando no acelerador. Se outro caiu de uma torre e morreu, não fui eu quem o empurrou. Ele deve ter escalado essa torre sem os equipamentos necessários, ou não estava se sentindo bem e teve uma vertigem que o fez cair. Existem mil explicações lógicas para isso. Mas qual é a mais fácil, a mais rápida, a mais "aceitável"? ***Foi a vontade de Deus!*** Não, Josino! Não é assim! Deus não decide qual é a pessoa que vai adoecer ou morrer! Nem quando, nem de que forma. Esses acontecimentos são causados por uma ou mais atitudes da própria pessoa, ou das que a cercam. Em nada disso se identifica a vontade de Deus. Tudo na criação segue seu curso, e a doença e a morte fazem parte desse curso. Se todas as pessoas vivessem para sempre, seria um caos, não haveria mais espaço nem alimento para todos. Sempre haverá uma seleção que a natureza se encarregará de fazer, e não Deus. Te parece, Josino, que mais pessoas boas ficam doentes, sofrem e morrem, em detrimento das ruins. Não é bem assim. Todos, indistintamente, adoecem e morrem, bons e maus. O que o leva a pensar que adoecem e morrem mais os bons do que os ruins é o fato de que existem os bons em muito maior número que os maus.

Josino, ainda não conformado, falou novamente:

— Por que então vemos bons jovens morrendo por doenças incuráveis, ou de acidente, pais ou mães jovens que deixam filhos também jovens, quando vemos prosperar os maus em uma grossa camada dessa mesma juventude?

Disse-lhe Deus:

— Jovens ou velhos, cada um é uma pequena engrenagem, e todos juntos formam a grande máquina chamada humanidade. De vez em quando uma engrenagem quebra e vem uma nova para substituí-la, mas eu não tenho um programa de computador que seleciona este ou aquele. A grande maioria das vezes as perdas acontecem por decisão dos próprios homens. Outro dia, você mesmo, Josino, leu junto comigo uma notícia no jornal sobre cinco jovens que beberam a noite toda em uma festa, embarcaram todos no mesmo carro e estavam andando em excesso de velocidade pela rodovia. Perderam o controle, bateram o carro e morreram os cinco. Fui eu quem permitiu, ou foi decisão deles? Eram filhos de boas famílias, mas fizeram uma escolha errada. Poderiam pedir para alguém sóbrio os levar de volta pra casa, e por certo estariam todos vivos. Como eu te disse:

através das Escrituras eu mostro o caminho certo, porém a decisão de segui-lo é dos homens, e a consequência também. Aprenda uma grande lição, Josino: "Bem-aventurado será o homem que crê em Deus, não aquele que para crer deseja decifrar seus mistérios! Estes, só a Ele são conhecidos."

Josino insiste:

— Perdão, Senhor, pelo meu atrevimento, mas e as crianças, que são inocentes e nunca produziram nenhum mal; por que elas adoecem e morrem? Não teria um jeito de poupá-las?

Deus olhou para Josino de um jeito que o fez gelar e arrepender-se imediatamente de ter feito aquela pergunta. Mas já não podia voltar atrás. O que sai da boca do homem é como o fio de uma espada. Depois de desferido o golpe, ninguém consegue imaginar o tamanho do ferimento que causou. Josino sabia disso e gostaria de se autopunir, porque sabia que ele era um incorrigível linguarudo que já sofrera consequências indigestas inúmeras vezes por não conseguir manter a boca fechada.

Deus prosseguiu:

— Eu não mato crianças, Josino! Em Mateus, cap. 19, vv. 13 e 14, eu falei através de meu filho Jesus, quando os discípulos tentaram afastar dele as crianças: "Deixem vir a mim as crianças, e não as impeçam; pois o Reino dos Céus pertence aos que são semelhantes a elas." Que bom seria que todos os homens fossem bons, inocentes e puros como elas. Fosse só por elas, Deus jamais permitiria que uma delas sequer sofresse ou morresse! Porém, há algo muito maior. Eu criei os homens para que cuidem dos seus, para que os amem, eduquem, para que cresçam como meu filho Jesus cresceu: em idade, sabedoria e graça. Quando uma criança adoece, ou morre, qual o principal questionamento que ouvimos dos pais e dos amigos? "Por que Deus permitiu que acontecesse isso com meu filho?" Será que se esqueceram de que antes de ser seu filho, ele era também filho de Deus? E que Deus se entristece tal qual eles pelo padecimento desses inocentes?! É muito difícil os homens compreenderem que esses acontecimentos fazem parte da vida da humanidade. Tudo está na mais perfeita ordem, nada acontece sem um propósito que não seja o de aprimorar a vida do próprio homem. Já imaginou, meu bom Josino, se estivesse estabelecido que nenhuma criança adoeceria ou morreria até seus doze anos? Pouca gente se importaria com elas, pois elas seriam imunes e imortais! No entanto, se elas adoecem, seus pais se desdobram em cuidados para salvá-las, e se elas morrem seus corações se enchem de tristeza, e isso cria neles e em todos que têm conhecimento do fato uma grande e verdadeira necessidade de cuidar ainda mais de seus pequenos, de amá-los, protegê-los e educá-los. Por isso é que vemos quase a totalidade dos pais amando e protegendo seus filhos, porque a possibilidade de perdê-los enche os pais de medo, e o medo se transforma em amor, coragem, ânimo e responsabilidade. A possibilidade da doença e da morte inspira nos pais a entrega, o amor e o cuidado. Está escrito em Lucas, cap. 11, vv. 11 a 13: "Por acaso algum de vocês será capaz de dar uma cobra a seu filho, quando ele pede um peixe? Ou, se o filho pedir um ovo, vai dar-lhe um escorpião? Vocês, mesmo sendo maus, sabem dar coisas boas a seus filhos. Quanto mais o Pai, que está no Céu, dará o Espírito Santo aos que lhe pedirem!" Portanto, Deus ama a todos os seus por igual, grandes ou pequenos. São os homens que insistem em fazer as coisas de maneira equivocada. É improvável vermos um pai ou uma mãe dando bebida alcoólica para seu bebê, ao invés de leite. No entanto eles bebem e se alcoolizam na frente dos filhos. Também não vemos um pai ou uma mãe colocar um cigarro aceso na boca de seus pequenos. No entanto, eles são tabagistas, e por serem chamadas drogas licitas, o fazem junto a seus filhos de forma imaginariamente legal. Porém, há uma contaminação, ainda que leve, mas há, e eles sofrerão as consequências dessas práticas. E seus filhos terão grande possibilidade de seguir pelo mesmo caminho, guiados pelos exemplos da convivência. ***Serão com certeza vítimas do ambiente! Não permissão de Deus.*** Então, meu Josino, a culpa disso não é de Deus.

Disse Josino, visivelmente sem graça:

— Mas barbaridade, tchê! É duro pra gente aprender! É mais fácil colocar a culpa no outro sobre aquilo em que fracassamos! Nós, homens, somos orgulhosos demais para admitir que as mazelas da sociedade são criadas por nós mesmos e são de total responsabilidade nossa. A ganância nos cega, queremos levar vantagem em tudo, e a preguiça e a indiferença com os males dos outros nos impedem de agir com empatia e com sabedoria. Deveríamos nos contentar em viver mesmo ganhando menos, mas proporcionando uma chance de os outros viverem em um mundo melhor. Porém somos escravizados pela ganância, pelo orgulho de sermos vistos pela sociedade como maiores e melhores que os outros. Me parece ser este o grande pecado da humanidade.

Com toda essa conversa, a água do mate havia acabado, a erva estava lavada, e eles estavam verdes de tanto chimarrão, apesar de estarem passando do meio da manhã. Dona Isabel convidou-os para o café. A mesa estava posta desde a madrugada, e o bule com café permanecera em cima do fogão de lenha, e continuava quentinho. Sentaram-se à mesa e saborearam a refeição em silêncio. Não que Josino não tivesse mais perguntas a fazer, porém o medo de fazê-las era maior. Estava meio receoso e envergonhado por haver provocado Deus.

Depois do café, Deus colocou seu chapéu de aba larga, selou seu alazão, montou, despediu-se e partiu sem dizer se voltaria a aparecer daquela forma. Josino coçou a cabeça por debaixo do chapéu, olhou para aquela figura que sumia na distância e pensou com arrependimento:

— Acho que o ofendi de verdade.

Ainda com aqueles pensamentos martelando em sua cabeça, dirigiu-se para o galpão e foi executar as lidas diárias do rancho. Envolvido em seu trabalho, nem percebeu que já era meio-dia. Ainda pensava na conversa que tivera com Deus algumas horas antes. Foi interrompido pela voz de Isabel chamando-o para o almoço.

Antes da sesta, ele e Isabel sentaram-se na varanda, e ela, que não falara quase nada durante o almoço, disse ao marido:

— Meu velho, por que provocaste tanto nosso Deus? Você já sabia de tudo isso! Somos nós que provocamos nossas próprias infelicidades. Veja o nosso caso. Nós dois erramos no passado e pagamos muito caro pelos nossos erros. Foi o nosso orgulho, a nossa prepotência, a nossa ignorância que nos fizeram sofrer, e não a vontade de Deus. O nosso guri morreu por nossa falta de conhecimento e pela nossa insensibilidade, pela falta de humildade para procurar ajuda, e não porque Deus permitiu. Você está me parecendo mais cabeça-dura do que eu esperava. Você mesmo sofreu pelas escolhas que fez, e não aprendeu nada; tinha que provocar nosso Deus daquela maneira?

Josino, com os olhos quase saltando pra fora das órbitas, com o coração quase parado, ouvia o que sua esposa dizia. Era a primeira vez que ela tocava no assunto do passado deles, e aquilo deixou Josino apavorado.

Ela estava certa, ele sabia. Ele mesmo passara as últimas horas se maldizendo por ter feito o que fizera com Deus. Então disse à esposa:

— Perdão, Isabel. Eu sei, eu entendi, eu já pedi perdão a Ele também. Mas não me torture mais. Já ouvi uma lição de moral de Deus, e agora levo um "pitoco" de você; assim meu coração não vai aguentar.

— Então não faça mais asneiras! Velho chorão! — respondeu ela.

Ele sabia disso. Estava até desconfiado de que Deus não apareceria mais em sua forma física, tendo em vista o tanto de tolices que ouvira de sua boca. Mesmo ele sendo Deus, era difícil de engolir.

O verão acabou, e Josino vendera boa parte do gado gordo, acertadamente, pois o inverno chegou com força e com certeza o pasto iria escassear. Agora, com menos gado, seria possível atravessar a friagem.

Josino e Isabel estavam felizes. Davam longos passeios a cavalo pela fazenda, e os negócios estavam indo bem. Ele até comprara um automóvel para passear com Isabel, mais ágil e confortável que o caminhão boiadeiro. Todos os meses iam até a cidade visitar as crianças do orfanato, e levavam sempre alguns produtos da fazenda. As crianças adoravam. Isabel dava-lhes queijo, leite, melado, açúcar mascavo, frutas colhidas no pomar e todo tipo de produto da horta, da qual ela cuidava com muito carinho. Todas as vezes que iam ao orfanato, antes de sair, Josino pedia aos peões que abatessem um carneiro e algumas galinhas, que colocavam em grandes caixas com gelo e entregavam ao orfanato. Isabel e Josino concordaram em doar certa quantia em dinheiro para ajudar nas outras despesas da casa de abrigo. Ela sentia-se muito bem por não ter abandonado aquilo que fora a sua vida por muitos anos. Sabia quanto era importante para aquelas crianças ter alguém que se importasse com elas. E, como o destino havia conspirado para que eles não tivessem um filho, a vida dava uma reviravolta e agora lhes oferecia diversos.

Josino afeiçoara-se às crianças, que o chamavam de Papai Josino. O primeiro dia que ouviu um piazito magrinho e moreno chamá-lo assim, o seu velho coração quase parou, os seus olhos se encheram de lágrimas e ele agachou-se e abraçou com tanta força o guri, que chegou até a assustá-lo. Isabel, que estava acostumada a ser chamada de Mãe Isabel, viu a cena, comoveu-se, veio até ele, que continuava agachado, e afagou seus cabelos brancos. Pegou-o pelo braço, ajudou-o a levantar se e disse, sorrindo:

— Vamos, Papai!

Josino, com os olhos cheios de lágrimas, olhou e saiu sorrindo. Daquele dia em diante, sempre que chegavam ao abrigo, o primeiro a ser abraçado era o piazito, Antonio.

O casal aproveitava o tempo e passeava pelas fazendas vizinhas. Eram quase todos conhecidos que já moravam ali no passado, e trocavam ideias sobre manejo do gado, pastagem, o mercado do boi gordo, e Josino aproveitava e comprava gado magro para engordar em sua fazenda depois do inverno. Isabel cuidava de se entrosar com as demais fazendeiras e trocava informações sobre o cultivo de flores, pois agora havia construído algumas estufas, e com a ajuda do agrônomo, que ajudava na fazenda e tinha por hobby a produção de flores, ela as estava produzindo em escala comercial. O negócio estava prosperando, e ela adorava aquele trabalho.

Toda semana as floriculturas da cidade vinham buscar ali na fazenda as flores que ela produzia. Além de belo passatempo, ainda era lucrativo. Os peões João e

Marcelo a ajudavam quando podiam. João até trouxe a sua esposa para trabalhar na fazenda. Sua função era ajudar dona Isabel nas estufas de flores. Logo após a morte de seu Isidoro, o pai dos peões, eles trouxeram a mãe para morar com eles e ser mais uma para compor a equipe de dona Isabel.

Muito feliz, Isabel agradecia a Deus todos os dias, pois, além de ter outras mulheres com quem conversar ali na fazenda, ainda conseguira compor sua equipe de trabalhadoras na produção de flores, que ia de vento em popa.

Muitas vezes, quando iam visitar o abrigo, Josino aproveitava para cuidar de seus negócios na cidade, bancos, veterinárias, agropecuárias, frigoríficos, e outras necessidades para facilitar as atividades da fazenda, e muitas vezes isso lhe ocupava o dia todo. Dona Isabel, enquanto isso, permanecia o tempo todo no abrigo e passava muito tempo com as crianças. Porém, tinha longas conversas com a diretora e com as assistentes sociais, conversas que permaneciam em absoluto segredo. Jamais Josino soube disso.

Josino, sempre que podia, ia abraçar Antonio, o guri que o chamava de pai. Ele não sabia explicar, mas tinha alguma coisa que o atraía naquele piazito. Josino gostava dele, e ele também demonstrava muito amor pelo velho fazendeiro. Quando Isabel e Josino passavam muitos dias sem aparecer, o guri perguntava constantemente para as professoras:

— Quando é que o Papai Josino vem me ver?

E era preciso muita insistência para convencê-lo a ter um pouco mais de paciência.

Isabel percebia aumentar a ansiedade do marido a cada dia que passava. Eles tinham uma programação para levar os alimentos ao abrigo de quinze em quinze dias, mas ultimamente, com apenas uma semana Josino já vinha para ela, dizendo:

— Será que não estão precisando de alimentos lá no abrigo?

Ela sabia que aquilo era só uma desculpinha dele pra ver o guri. Às vezes ela conseguia controlá-lo, outras não, e lá ia ele todo ansioso levar alguma coisa para as crianças. Isabel, por sua vez, continuava misteriosa, com suas conversas com os responsáveis pelo abrigo.

Passaram-se mais alguns meses, e o casal de fazendeiros, indo e voltando da cidade, aumentaram um pouco a produção de alimentos. Contrataram mais dois trabalhadores para a horta, e o agrônomo amigo da família aparecia ali com mais frequência para orientar no manejo com hortaliças, e o fazia de maneira gratuita. Essa era a sua forma de contribuição para o abrigo, pois ele sabia que os fazendeiros não vendiam absolutamente nada da produção, que era apenas para o consumo da fazenda e para as crianças do orfanato. As sobras eram entregues à assistência social no vilarejo de Santa Cândida, ali perto do Bolicho do Tonico, para que as pessoas que desejassem consumir pudessem levar sem custo nenhum.

Josino vivia muito feliz, e a fazenda estava movimentada, com muita gente trabalhando pra lá e pra cá. Tinha os filhos pequenos do Marcelo e do João. Os dois mais velhos corriam pelo terreiro, montados em seus imponentes cavalos de pau. Quando, bravios, davam grandes e assustadores relinchos, empinavam, corcoveavam e saíam em disparada, para logo em seguida se tornarem dóceis novamente. O fazendeiro ria sozinho observando os guris. A brincadeira dos meninos lhe trazia prazerosas lembranças de que ele também fizera aquilo em sua longínqua e feliz infância.

Todos os dias havia veículos se movimentando por ali. Os que transportavam alimentos ao orfanato, agora, em função da quantidade, eram pequenos furgões com câmara fria, para garantir que chegassem ao destino com muita qualidade. Trafegavam também por ali os que levavam as flores produzidas nas estufas de dona Isabel, os agrônomos, os veterinários, e eles próprios, que levavam as sobras da horta para o povoado e de lá traziam adubo e a alimentação para abastecer a fazenda. A vida na fazenda havia mudado da água pro vinho.

Ao lado da casa velha, ele construíra uma enorme cozinha com refeitório, onde todos almoçavam, inclusive ele e dona Isabel. A cozinha era comandada por Martha, esposa do Marcelo. Era uma festa a hora do almoço. Muita gente falando, rindo, contando histórias, criança choramingando pra não comer. Era uma grande família.

Josino e Isabel adoravam aqueles momentos. Todos os dias, nessa hora, ele se lembrava dos mais de trinta anos em que vivera sozinho. Passavam-se meses sem aparecer uma viva alma em sua casa. Surpreendia-se de imaginar como pôde viver assim sozinho durante tanto tempo. Aquilo que viviam agora era uma bênção de Deus. Pensando assim, ele lembrou-se de Deus. Sentia saudades dele em pessoa. Sabia que se quisesse falar com ele, era só chamá-lo, que ele estaria ouvindo, mas sentia saudades de sua presença física.

Lembrou-se do dia em que ele surgiu pela primeira vez em sua casa. Jamais imaginaria naquele momento que a sua vida mudaria tanto, e em tão pouco tempo. Seria eternamente agradecido a Deus por isso. Quanta mudança, quanto aprendera em suas prosas, mateando com ele! Quanto foi bom ter mudado, entendido e aceitado que ele nem passava perto de ser perfeito! Só esperava não tê-lo magoado muito na última prosa que tiveram. "Acho que eu exagerei um pouco", pensou Josino consigo mesmo.

Uma manhã, enquanto tomavam mate, ele e Isabel conversavam muito sobre a fazenda e como tudo andava na mais perfeita ordem. E, da alegria que estavam sentindo, em dado momento Josino disse:

— Sabe, minha querida Isabel? Estou muito feliz com tudo o que está acontecendo. Não sei se um dia eu poderia ser mais feliz.

— Pode sim, Josino — respondeu Isabel — basta buscar, querer e acreditar! Não foi assim que Deus nos ensinou?

— Foi — respondeu ele — mas o que mais posso querer?

Isabel levantou-se, entrou no quarto, e em instantes voltou trazendo um papel em sua mão. Entregou o papel a Josino, que antes de lê-lo, perguntou:

— O que é isto?

Como ela não respondia, ele passou a ler. Enquanto lia, sua expressão ia ficando séria, e suas mãos tremiam tanto que o papel quase escapava delas. Acabou a leitura, olhou para Isabel, seus olhos se encheram de lágrimas, e começou a dizer:

— Isto... Isto aqui quer dizer que vamos adotar o piazito Antônio? É isso? É isso, Isabel?

Perguntava quase em desespero, o papel estava quase queimando suas mãos. Isabel fez que sim com a cabeça. Ele saltou da cadeira e a abraçou fortemente. Chorava muito, soltava-a e a abraçava de novo. Olhava para o papel em sua mão, olhava para Isabel, abraçava e beijava. De repente saiu correndo pelo pátio, parecendo um guri que ganhou uma bola. Erguia o papel em sua mão, e seu choro era incontrolável. Gritava muito alto:

— Vejam! Vejam! Venham aqui, todo mundo! Vejam, eu vou ter um filho! Eu vou ter um fiiiiiilho!

Chorando muito, ele ajoelhou-se. A emoção foi mais forte que ele, e acabou desabando, quase desmaiado. Foi rapidamente rodeado por Isabel e todos os funcionários do rancho. Isabel e Martha, assustadíssimas, começaram a abanar Josino, que logo voltou a soluçar. Os funcionários estavam atônitos; ouviram os gritos do patrão, correram para ele, porém não entendiam o que estava acontecendo.

Isabel contou-lhes rapidamente, e então todos aplaudiram Josino. Levantaram-no, todos o abraçaram e o parabenizaram, mas acho que não ouviu nada do que disseram. Seu pensamento era um só: ir buscar o piazito Antônio!

Com as forças que lhe eram possíveis, correu para dentro de casa, para sair logo em seguida já com a chave do carro em sua mão, chamando ansiosamente por Isabel. A esposa o encontrou saindo da varanda, e, consternada com o estado do marido, perguntou:

— O que houve, homem? Onde você vai com tanta pressa?

Ele, com olhos muito abertos, respondeu:

— Vamos buscar o guri! O Antonio!

— Calma, homem! — disse Isabel. — Ainda não dá! Paciência, Josino! Temos uma audiência com o juiz na semana que vem. Ele quer nos conhecer primeiro, pra depois assinar a autorização da adoção. Isso que te entreguei é apenas a aprovação do abrigo. Não é oficial.

Era visível a decepção no rosto do fazendeiro. Ele ficou ali, em pé, parecendo uma estátua. O desânimo o deixou incapaz de mover-se. Isabel, percebendo o estado catatônico do marido, tratou de abraçá-lo e levá-lo para dentro de casa e colocá-lo sentado no sofá da sala. Trouxe a ele uma xícara de chá, sentou-se a seu lado e, com voz suave, afagando suas costas, ia explicando todo o processo de adoção ao marido:

— Sabe, Josino? Muitas das vezes em que fomos à cidade, enquanto você cuidava dos seus negócios, eu ficava no abrigo, e foi lá que certo dia eu percebi o quanto você gostou do menino Antônio. Eu soube a partir daquele dia que entre vocês havia uma ligação muito forte. O guri também gostou de você. Iniciei uma conversação com todos no abrigo, no sentido de eu e você adotarmos o Antônio. Senti que não havia necessidade de perguntar nada a você. Embora nunca me tivesse dito algo a respeito, eu sabia que esse era o seu desejo. Eu podia ler nos seus olhos quando você se encontrava com o piazito. Pois bem, a conversação seguiu em frente, e vieram as assistentes sociais. Estiveram aqui com a desculpa de visitar a horta de onde saíam os alimentos que doávamos ao orfanato, mas na verdade queriam observar onde e como vivíamos, como era o ambiente que se propunha a receber o Antônio. Por um pedido meu, e por consideração aos tantos anos em que trabalhei lá, tudo foi mantido em sigilo. Queria te fazer uma surpresa, te dar um presente, visto que daqui a alguns dias será dia dos pais. Há alguns dias eu recebi a aprovação do abrigo, e com ele a data para a audiência com o juiz, para a próxima segunda-feira. Porém eu não aguentei mais segurar isso sozinha, por isso lhe mostrei esses papéis. Não imaginava sua reação, não pensei que iria quase morrer do coração. Controle-se, homem! Quase que o guri fica sem pai antes mesmo de tê-lo legalmente.

Josino, que não era lá muito dado a esse negócio de burocracia, reclamou, dizendo:

— Ô, Isabel, mas não poderíamos simplesmente trazer o piazito, e depois o tal juiz assinava a papelada?

— Não é assim, homem! — Isabel tentava convencê-lo. — Sem a autorização do juiz nenhuma criança pode deixar o abrigo. Calma, tudo acontecerá a seu tempo.

Josino estava parecendo um adolescente tentando convencer os pais a deixá-lo ir ao cinema com os amigos. Disse ele:

— Mas e se o juiz esquecer a audiência? Mas e se ele ficar doente? Mas se ele dormir demais e não acordar a tempo? E se o carro dele não pegar? E se ele comer uma melancia quente e lhe der uma dor de barriga? Qualquer coisa dessas que acontecer, vai chegar o dia dos pais e eu não vou ter o meu filho aqui comigo. Não, Isabel! Vamos lá conversar com ele, e se for preciso eu arranco no tapa essa autorização.

— Calma, Josino! Você está escutando o que está dizendo? Lembre-se que por causa dessa sua falta de paciência você já colocou muita coisa a perder; quer repetir isso?

As longas prosas com Deus não te ensinaram nada? Sc quisermos que nossas atitudes tenham as bênçãos de Deus, devemos respeitar o seu tempo.

Como uma criança manhosa ele respondeu:

— Isabel, mas neste caso é o tempo do juiz que temos que esperar, e não o tempo de Deus!

Ela balançou a cabeça em desaprovação e desabafou:

— Ainda bem que estou acostumada a trabalhar com pirraça de criança. Ufa!

Com o dedo em riste, disse a Josino:

— Escuta aqui, homem! "Ama o teu próximo como a ti mesmo." Amar significa respeitar! Então, te custa respeitar o tempo do senhor juiz? Respeite o espaço dele, como você gostaria que ele respeitasse o seu. Não foi ele quem criou as leis! Ele também as obedece. Por que você tem que ser o centro de tudo? É preciso ceder às vezes, para ter o benefício logo ali na frente. Calma! Caso o juiz, por algum motivo, não assine, ainda podemos pedir para abrigá-lo aqui no dia dos pais. Fique tranquilo, de qualquer forma o teremos aqui nesse dia.

— Tá bom, Isabel! Mas não precisava me quebrar a pau desse jeito.

Josino jogou-se para trás no sofá. Era a encarnação da imagem de um guri burrento.

Nos três dias que se seguiram, foi deveras complicado segurar a ansiedade de seu Josino. Andava inquieto, ia da casa pro galpão, voltava pra casa novamente, sem fazer absolutamente nada, e conversava sozinho. A cada meia hora corria até a estufa de flores pedir à Isabel: que dia é hoje? Estava desesperado para que chegasse logo a segunda-feira.

Enfim o grande dia chegou. Josino não dormiu a noite anterior, virava-se de um lado pra outro na cama, levantava-se, ia ao banheiro, de lá para a cozinha, voltava e deitava novamente. Alguns minutos depois saía andando pela casa às escuras, parecia um zumbi. Com isso nem Isabel dormiu direito. Quando se levantaram estavam mais cansados do que no dia anterior.

Isabel convenceu Josino a levar João com eles para dirigir o carro, dada a situação psicológica em que os dois se encontravam. Saíram com a Estrela D'Alva ainda repontando a madrugada.

Durante a viagem, Josino era a personificação da impaciência. A todo instante remexia-se no banco do carro, pedia para João aumentar a velocidade, esfregava as mãos, mexia no paletó, ajeitava a gravata e perguntava a dona Isabel:

— Estou bem, minha prenda? Será que o doutor juiz vai gostar de mim?

A sua preocupação com o vestuário era porque estava acostumado a viver pilchado. Só comprara aquele terno para uma ocasião especial. Porém em muitos anos era a primeira vez que usava, e estava se sentindo mais apertado dentro dele do que rato em guampa. Mas a ocasião requeria, estaria na frente de um juiz e queria causar boa impressão.

Chegaram com um pouco de antecedência. Passaram pela casa do primo José, deixaram lá alguns produtos da fazenda, tomaram umas cuias de mate, e dirigiram-se para o fórum da cidade. Josino não queria correr o risco de chegar atrasado. Esperaram por uma hora até ser chamados. Josino estava nervoso. Tinha um pouco de medo. Do alto dos seus setenta e cinco anos, nunca havia nem chegado perto de um juiz, quanto mais estar em frente a um deles. Não sabia se devia falar ou ficar calado. Morria de medo de o juiz perguntar alguma coisa e ele não responder porque a voz não ia sair, e poderia por isso perder a adoção do guri.

Isso lhe causava um imenso suador e uma tremedeira quase insuportável. Isabel percebia o que estava acontecendo com ele, e para encorajá-lo apertava firme o seu braço enquanto falava para o marido em voz baixa:

— Está tudo bem! Está tudo bem!

Na hora marcada, chamaram-nos. Levantaram-se, e Josino, com as pernas bambas, mal conseguia ficar em pé. Foi literalmente arrastado por Isabel para dentro do gabinete do juiz.

Sentaram-se, e o juiz os cumprimentou efusivamente. Perguntou interessadamente se tinham feito boa viagem, e Isabel respondeu que sim. Josino só afirmou com a cabeça. Porém aquele gesto do magistrado ajudou a quebrar o gelo, e o fazendeiro se convenceu de que Isabel estava certa, que não havia nada de extraordinário naquilo. Aquele homem estava ali para cumprir a função que a sociedade esperava dele. Era mais uma peça, importante, claro, mas era mais um peão no tabuleiro da vida. Compreendeu rapidamente que juízes não mordem. Esses pensamentos o acalmaram um pouco, e chegou até a esboçar um sorrisinho.

Dali em diante, foram preenchidas todas as formalidades. O meritíssimo fez algumas perguntas, algumas anotações, e finalmente expediu o documento de aprovação da adoção. Entregou o documento a Josino, levantou-se e educadamente estendeu a mão para parabenizá-lo. O velho fazendeiro não sabia o que fazer. Levantar? As pernas não estavam colaborando, e o papel em suas mãos tremia junto com elas. Ele tinha medo de que estivesse fazendo forças para fugir, então o apertava cada vez mais forte, a ponto de quase rasgá-lo.

Foi necessário Isabel ajudá-lo a levantar-se. Apontou na direção do juiz e disse carinhosamente:

— Olha, meu velho, o doutor está querendo te cumprimentar!

Josino acordou daquele transe e apressou-se a apertar a mão do magistrado, dizendo:

— Desculpe-me, doutor, estava meio distraído, e devo confessar que estou muito emocionado porque o senhor me deu meu guri.

Enquanto dizia isso, seus olhos se encheram de lágrimas. O juiz, com um amável sorriso, observava aquele velho e autêntico fazendeiro, e pensava consigo mesmo: "Homens desta estampa não nascem em touceira! O menino tem muita sorte, com certeza estará em boas mãos."

Os dois se despediram do juiz e saíram em direção ao abrigo. Josino não se aguentava de ansiedade. Chegaram em frente ao portão, e antes mesmo do carro parar totalmente ele já estava com a porta aberta. Foi seguro por Isabel, que quase não dava conta de contê-lo, e dizia:

— Calma, homem, é preciso primeiro formalizar tudo na diretoria. Depois pegamos o guri.

Muito contrariado, ele aceitou.

Foram recebidos por dona Glória, que abriu um sorriso enorme quando os viu e recebeu-os com muita alegria, pois sabia o motivo que os levara ali. Já havia sido informada pelo gabinete do juizado que a licença tinha sido concedida.

Sentaram-se em frente à mesa da diretora, enquanto ela dava jeito no processo para pegar as assinaturas nos respectivos documentos. Seu Josino, após assinar um papel, virava-se e olhava pro corredor. Dona Glória, intrigada, perguntou:

— O que foi, seu Josino? O senhor precisa de alguma coisa?

— Não, não! — respondeu ele — só queria ver se o gurizinho já estava aqui!

— Calma — disse ela. — Nós já vamos buscá-lo. É só o tempo de acabar de assinar estes papéis.

Ele tinha pressa, muita pressa. Ninguém ali, a não ser Isabel, sabia quantos anos ele havia esperado para ter um filho, e agora eram alguns papéis que queriam atrasar a sua felicidade. Ele não podia dar-se ao luxo de perder um minuto sequer. "Maldita burocracia", pensava ele.

Aquela meia hora na sala da diretora pareceu uma eternidade. De posse de todos os documentos, Josino não via a hora de encontrar Antônio, agora oficialmente seu filho.

Foi isso que a diretora do orfanato disse ao lhe entregar a documentação:

— Josino, aqui estão os documentos do seu filho!

O coração dele quase parou ao ouvir isso. Veio rapidamente à sua mente um pensamento: "Apesar de tudo o que fiz, Deus está sendo bom comigo, não vai me deixar morrer sem sentir o gostinho de ter um filho. Obrigado, Senhor."

Levou um susto quando dona Glória disse:

— Vamos, o menino nos espera.

Josino sentia uma pequena tontura, causada certamente pela emoção. Seu coração pulsava muito além do normal.

Juntando todas as forças possíveis, ele, acompanhado pela diretora e por Rebeca, caminhava de braço dado com Isabel pelo corredor, que naquele momento lhe parecia interminável. Seu destino era o pavilhão onde as crianças faziam aulas de educação física. Lá encontrariam o piazito Antônio. Josino parecia um robô caminhando. Seus passos eram arrastados. Parecia ter dificuldades de se manter em pé. Viraram uma vez para a direita e logo apareceu o imenso pavilhão onde muitas crianças estavam. Algumas jogavam futebol, outras vôlei, outras faziam exercícios de solo. Ouviam-se gritos de crianças, sorrisos, orientação dos professores. Era uma Babilônia de vozes e sons, que para Josino não faziam nenhum sentido. Ele tinha apenas um objetivo: encontrar Antônio.

Entraram por um corredorzinho ao lado da arquibancada do ginásio de esportes que dava acesso à quadra. Pararam ao lado desta, e Rebeca avançou sozinha até onde havia algumas crianças se exercitando sobre um grande tapete emborrachado. Falou alguma coisa ao ouvido da professora que trabalhava com aquelas crianças, depois foi até uma delas, pegou-a pela mãozinha e caminhou em direção ao grupo que ficara aguardando do lado de fora da quadra.

Dava uma distância de uns vinte metros quando Josino e Antônio viram um ao outro ao mesmo tempo.

O menino já havia sido orientado de que seu novo pai viria buscá-lo. Ao ver Josino, soltou-se da mão de Rebeca e disparou em direção ao fazendeiro, que ao mesmo tempo desvencilhou-se do braço de Isabel e correu ao encontro do menino com os braços totalmente abertos, como se aquele abraço significasse todos os abraços que estiveram contidos durantes todos aqueles anos, e que ele não pudera dar a seu filho. Corria em direção ao menino e gritava com todas as suas forças: "MEEEEEUUUU FIIILHHOOO! MEEEEEUUUU FIIILHHOOO!"

Antônio também corria com os bracinhos abertos e gritava "PAPAAAIIIII! PAPAAAIIIII!" Era sem sombra de dúvida o encontro mais emocionante de que se tivera notícia ali naquele orfanato. Ao encontrar o menino, Josino jogou-se de joelhos no chão, e o menino literalmente voou em seu pescoço. Ficaram assim abraçados por alguns instantes. Josino o apertava contra o peito, afagava seus cabelos, chorando muito, e não cessava de falar: "MEEEU FIIILHOOO! MEEEU FIIILHOOO!" Beijou algumas vezes o rosto do menino, e aos poucos foi perdendo o equilíbrio. Foi caindo para um lado até ficar totalmente estendido no solo, e na queda trouxe o menino ainda abraçado consigo.

Dona Isabel foi a primeira a perceber que alguma coisa não estava bem. Deixou escapar um forte grito: "JOSIIIIINOOO!", e correu pra socorrer o marido. Rebeca, que vinha logo atrás do menino, chegou junto com Isabel, e trataram de tirar o menino dos braços de Josino. O menino chorava muito, um pouco com medo, um pouco pela emoção do momento. Ele foi levado para outra sala por Rebeca, que percebera a seriedade da situação.

Os demais também perceberam que se tratava de um problema de saúde e correram para ajudar Isabel. Uma professora foi chamar a enfermeira plantonista daquele dia, a qual chegou rapidamente, tendo em vista que sua sala era ali bem próxima.

Ajoelhou-se no chão ao lado de Josino, examinou com cuidado suas pupilas, verificou sua pulsação, sentiu sua respiração. Depois de alguns segundos olhou para a diretora e balançou a cabeça negativamente.

Ele já estava em óbito. O seu velho coração não aguentou.

A ambulância chegou rápido e os paramédicos fizeram todos os procedimentos usuais, porém nada mais podia ser feito.

Foi um desespero total. Isabel desmaiou e teve que ser atendida pelos paramédicos. A emoção e a tristeza tomaram conta do orfanato. O corpo de Josino foi conduzido ao IML, enquanto Isabel era medicada no hospital ali próximo.

Rebeca informou ao seu sogro, José, primo de Josino, e ele e João assumiram o controle da situação daquele momento em diante.

Estava quase anoitecendo quando o corpo foi liberado. Seu José, auxiliado por João, o funcionário da fazenda que estava dirigindo para o casal, fizeram os preparativos para transladar o corpo até a fazenda, pois Isabel, depois de medicada e de estar mais calma, decidira sepultá-lo no vilarejo de Santa Cândida, junto à sepultura dos pais dele.

Chegaram à fazenda, já passava de meia-noite. João havia avisado a todos por telefone, que, por sua vez, avisaram a todos os fazendeiros da região e as pessoas do vilarejo.

Havia muita gente ali. O povo da região era muito solidário, e Josino era muito conhecido. Apesar do quase completo isolamento em que vivia, as pessoas gostavam dele. Sempre que precisaram dele, nunca os havia deixado na mão.

O tempo estava bom. Era uma noite com temperatura agradável, e decidiram fazer o velório de Josino no refeitório recém-construído. Era um lugar amplo e poderia acolher todas aquelas pessoas que vieram se solidarizar com dona Isabel e com os moradores da fazenda, para dar um último adeus ao velho fazendeiro.

Tonico, o bolicheiro, amigo de Josino e tio dos peões Marcelo e João, havia acertado com o padre do vilarejo para fazer a missa de corpo presente para as 15 horas, na igreja do vilarejo.

Durante toda a madrugada, dona Isabel não deixou o lado do caixão. De vez em quando tinha uma crise de choro, depois se acalmava. Porém não pronunciava uma só palavra. Apenas meditava em seu coração para tentar compreender todo o significado dos últimos acontecimentos. Sabia que havia uma mensagem naquilo tudo, uma lição a ser aprendida. Mas agora, naquele momento, doía demais, e estava difícil de entender.

Ela sabia que durante os mais de trinta anos de separação, eles perderam muita coisa, porém, em apenas alguns anos de reconciliação, haviam ganhado muito, e embora o tempo houvesse sido pouco, tinha sido de uma qualidade incrível.

Mergulhada em seus pensamentos, sentada ali, ao lado do corpo do marido, ela mantinha a cabeça abaixada a maior parte do tempo. Levantava somente para atender alguém que a cumprimentava. Em algumas dessas ocasiões lhe pareceu ter visto Emanuel, porém, quando fixava os olhos a fim de confirmar se ele estava mesmo ali, não o via mais. Apenas sentia a sua presença. De alguma forma ela sabia que Deus estava ali, e tinha certeza de que ele estava triste com a morte do amigo.

O dia clareou. Martha, a cunhada e a sogra, trabalhavam na cozinha para servir o café da manhã para as pessoas que permaneciam no funeral. Em dado momento, Isabel levantou-se e foi até a casa. Era hora de tomar seus remédios de uso contínuo. Depois passou pelo banheiro, e na saída algo chamou a sua atenção. Pareceu ter ouvido alguém chamar seu nome, mas se voltou rapidamente e não viu ninguém. Entrou na sala, estava vazia. Foi até seu quarto, estava vazio e silencioso. Voltou ao corredor, não viu ninguém. A intuição lhe dizia para ir ao quarto de hóspedes, e ela foi e abriu a porta. Lá estava ele, em pé, ao lado da cama, com um olhar consternado, olhando para Isabel.

Ela ficou sem reação. Queria tanto que Deus estivesse ali, e agora que o via não sabia o que dizer, o que fazer. Deus caminhou alguns passos e a abraçou, dizendo:

— Minha doce Isabel, a paz esteja contigo!

Aquelas palavras que foram ditas, e da forma suave como foram ditas por Deus, tiveram para ela o efeito de um bálsamo milagroso, que teve a capacidade de arrancar de seu coração todo e qualquer resquício de dor ou mágoa que pudesse existir. Devagarinho ele sentou-se na beirada da cama, e, batendo com sua mão, convidou Isabel a sentar-se ao seu lado. Segurou uma mão de Isabel entre as suas e disse:

— Fale, minha filha! Sei que tem muitas dúvidas! Quer respostas para muitas perguntas que a estão corroendo por dentro! Vamos lá! Aquiete seu coração! Fale, estarei te ouvindo!

— Meu bom Deus — disse ela — sabes que eu ouvi tudo o que nos disseste, a mim e ao pobre Josino. Nós entendemos por que as pessoas morrem. Vemos todos os dias isso acontecer e nos conformamos com o fato, porque entendemos a dinâmica do processo. Mas, por mais que saibamos, por mais que entendamos, enquanto é com os outros a gente fica triste, se comove, mas é com os outros, logo passa. Porém, quando acontece com a gente, quando somos nós que temos de mastigar essa pedra, fica difícil de engolir, dói muito. É uma carga bem pesada. Josino, estava se sentindo tão feliz! O pobre homem fez tanto esforço, ele se reinventou, mudou da água pro vinho, contudo morreu sem ter a chance de viver isso em sua plenitude. O menino, pobrezinho, foi abandonado ao nascer, viveu seus poucos anos sem pai, e agora que a vida decide lhe dar um...

Ela não conseguiu segurar o choro. Então Deus disse a ela:

— Isabel, Isabel! Eu sei! Eu sei! Como tu mesma disseste, vocês dois sabiam como funciona a engrenagem da vida dos mortais. Eu sei! Josino se reinventou, e não teve tempo para viver essa nova etapa da sua vida! Foi isso que tu me disseste. Isabel, ele teve mais de trinta anos para mudar e não o fez. Foi uma escolha dele. Ele viveu na mais completa solidão por todo esse tempo, por escolha dele. Trabalhou sozinho sob o sol quente, sob chuva, sob o frio do inverno. Esses excessos foram aos poucos debilitando o seu corpo, mas foi decisão dele. Ele tinha condições de pagar alguém para ajudá-lo. Não o fez. Decisão dele. Viveu amargurado e infeliz por tantos anos, por escolha dele. Essas mudanças a que você se refere poderiam ter começado lá atrás, há muitos anos, e assim ele teria tido muito tempo para viver feliz, para aproveitar os benefícios do seu trabalho, a vida em família, e você estaria vivendo feliz há muitos anos. Quantos filhos poderiam ter adotado, quanta alegria ele poderia ter conquistado com a convivência com esses filhos! A decisão de fazer ou não isso lá atrás, foi dele. Agora o tempo dele venceu. Antes que me perguntes se eu poderia ter evitado isso, eu te digo: não. Não poderia. Eu não devo me interpor ao processo natural da vida do homem. Como você sabe, eu mostro o caminho. Porém a decisão de percorrê-lo é do homem. Josino teve todas essas oportunidades, porém escolheu viver como viveu, e quando acordou para a vida, o fim do caminho estava próximo demais. Pelo menos ele teve tempo de reconhecer e arrepender-se das mazelas do passado. Ele conheceu o perdão, o verdadeiro amor de uma esposa, o verdadeiro amor de um filho, ainda que por pouco tempo. Ele compreendeu que poderia usufruir as benesses que seu trabalho lhe proporcionou, e não apenas viver como escravo de si mesmo. A esperança, Isabel, é que muitas outras pessoas que o conheciam, e conheciam os detalhes da sua vida, possam, estes, ter aprendido a lição, possam ter compreendido que não se pode perder tempo com orgulhos torpes, que precisamos amar o outro, respeitando suas fraquezas e individualidades, que é preciso abrir mão do eu para viver o nós, que nenhum homem é uma ilha, e que a escolha de viver ou não feliz é única e exclusivamente sua. Ninguém poderá ser feliz se ele mesmo não quiser muito isso, e não decidir que assim será. Quanto ao menino, Isabel, ninguém lhe poderá dizer que ele não teve pai. Você deve ensinar-lhe que ele teve pai, sim. E que ele foi tão amado, que seu pai morreu em seus braços, feliz por tê-lo como filho. Ensina-lhe que ele teve um pai por muito pouco tempo, mas que foi amado com tanta intensidade, que outra igual jamais foi vista em nenhum lugar do mundo, e em nenhum outro tempo. O que vale na vida não é o tempo que um pai passa com seu filho, mas sim com que intensidade ele o ama. Antônio foi amado por pouco tempo, porém isso valeu muito mais do que para muitos filhos que tiveram seus pais a seu lado por toda uma vida sem serem amados. Esse menino é um menino abençoado, Isabel. Acredite, pois ele tem você. Vocês terão um ao outro, eu cuidei para que nem você e nem ele ficassem sozinhos. Vocês dois, Isabel, terão uma vida muito abençoada. Eu cuidarei de vocês, estarei sempre ao vosso lado, e você sabe que podes falar comigo quando quiser. Embora eu não apareça mais fisicamente, eu te guiarei por sinais, a ti e a teu filho. Agora preciso ir. Vou preparar a festa para receber Josino lá na minha estância. Vou deixá-lo hoje aqui contigo, depois o libere para que siga sua jornada.

Ela fez que sim com a cabeça. Nesse momento ouviu alguém que a chamava. Olhou para a porta do quarto, e como não ouviu outro chamado, voltou-se para Deus. Porém ele não se encontrava mais ali. Estava somente ela no quarto, que ficou com um cheiro indescritível de perfume.

Isabel saiu do quarto e voltou para o refeitório onde acontecia o velório. Ao entrar lá, surpreendeu-se com o mesmo cheiro de perfume que sentira no quarto. Todas as pessoas que ali estavam sentiam o mesmo cheiro agradável daquele perfume.

Algumas fazendeiras da redondeza, amigas de Isabel, vieram perguntar-lhe de onde tirara aquele perfume tão intenso, tão bom. Ela, porém, lhes confessou que não sabia, que não fora ela quem o colocou ali. Todos ficaram na dúvida. De quem seria aquele extraordinário perfume? Ela sabia. Aquele era um sinal que Deus havia deixado para dizer que estava presente.

Dali a pouco houve uma movimentação na entrada do refeitório. Isabel também olhou, e viu Rebeca com Antônio, trazendo-o pela mãozinha. Isabel levantou-se de um salto e correu ao seu encontro, abraçou-o, tomou-o em seus braços e dirigiu-se para onde estava o caixão com Josino. Isabel, com muita dificuldade de pronunciar as palavras, disse:

— Antônio querido, aqui está seu pai, que tanto te amou...

Não conseguiu mais falar. Soltou o guri no chão, que de cabecinha baixa deu a volta no caixão, se posicionou do outro lado, ergueu a cabeça, olhou pra Isabel e disse:

— Eu sempre vou amá-lo. Ele será sempre o meu papai.

Todos os presentes choraram comovidos ao ouvir aquilo de um gurizinho de apenas sete aninhos.

A partir daquele momento ele ficou ali, em pé. Mal alcançava a borda do caixão, porém debruçou-se sobre ele, e com uma das mãozinhas passou a acariciar o rosto de Josino.

Assim permaneceu sem dizer mais nem uma palavra, até que Rebeca o tirou dali para levá-lo pra almoçar.

As mulheres do rancho fizeram almoço pra todo mundo, e foram servindo em escalas que cabiam no refeitório, até atender a todo mundo. Quando terminaram o carro fúnebre já havia chegado e já estava na hora de levar Josino para o sepultamento.

Enquanto os funcionários da funerária faziam os procedimentos, o povo rezava e as pessoas faziam suas despedidas, todos choravam a despedida de Josino, menos Antônio.

O guri não saía um minuto sequer do lado do caixão. Mesmo quando o levaram até o carro fúnebre, ele foi com a mãozinha posta sobre o caixão.

Josino deixava pela última vez a fazenda onde vivera desde que nasceu. Para trás ficou somente o rastro que ele deixou, ficaram as suas obras. As boas. E as ruins. Ele viverá para sempre através delas.

Muitos se lembrarão dele pelas coisas boas que fez, outros tantos pelas coisas ruins. Assim será, até que não reste na terra uma só lembrança dele. Somente então ele estará mesmo morto para sempre.

Os dias que se seguiram ainda foram difíceis para superar a falta que Josino fazia. Isabel teve que fazer uma reunião com todos os trabalhadores da fazenda, e nessa reunião ficaram definidas as tarefas de cada um, de modo que em cada área de atuação houvesse um líder responsável para orientar os demais em suas atividades. Uma das exigências de Isabel foi que não se suspendesse o fornecimento para o orfanato.

Com todas as tarefas e as equipes definidas, facilitou-se muito a vida na fazenda. Assim Isabel, além de cuidar do guri, tinha tempo para supervisionar a horta e as estufas de flores, que aliás, se destacavam na renda mensal da fazenda, que a partir daquela data passou a chamar-se "Estância Josino Silva".

O tempo é o mais milagroso de todos os remédios. Cura tudo, e estava ajudando a fechar muitas feridas, tinha aliviado muitas dores. A saudade ficou por ali. Mas agora era uma coisa gostosa. As pessoas da fazenda haviam aprendido a filtrar e ficar apenas com as coisas boas. Esse era o pedido que dona Isabel fazia a todos em todas as reuniões semanais: fiquem somente com aquilo que é bom. Aquilo que não te agrega nada de valor, descarte. Viva feliz, e faça felizes os que estiverem com você.

Os anos foram passando. Antônio amava a vida na fazenda, frequentava a aula no povoado, e todas as vezes que Isabel visitava o orfanato, levava-o junto. As demais crianças o cercavam, querendo saber tudo o que ele tinha feito lá na fazenda.

Atendendo a um pedido de Antônio, Isabel acertou com dona Glória que a cada dois meses as crianças do orfanato seriam levadas de ônibus à fazenda para participarem de um dia no campo, com brincadeiras, passeios a cavalo, visitas à horta, onde poderiam colher morangos fresquinhos e no pomar, e lá poderiam apanhar todas as frutas que pudessem comer. E, depois disso tudo, Antônio ofereceria sempre uma grande festa.

As crianças adoraram, e desde o primeiro dia as visitas foram sempre muito divertidas. E isso se tornou uma tradição.

Antônio, sempre muito esforçado, com a ajuda de um professor que foi arranjado pelo Tonico, o bolicheiro, aprendera rapidinho a tocar gaita, e com doze anos fazia peripécias com a gaita que seu pai, Josino, havia deixado.

Isabel, que apesar de estar chegando aos seus oitenta anos, não parecia ter envelhecido, olhava feliz para aquele piazito cantador e sanfoneiro.

Isabel, sempre que preparava um mate, aconselhava-se com Deus, e sentia no ar aquele perfume gostoso que sentira da última vez que o vira fisicamente. Para ela, aquele era o cheiro de Deus.

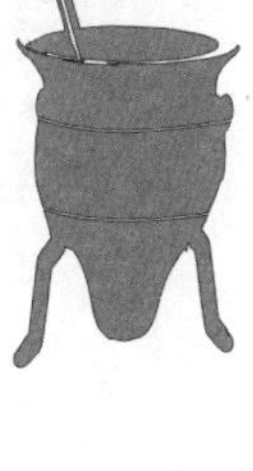

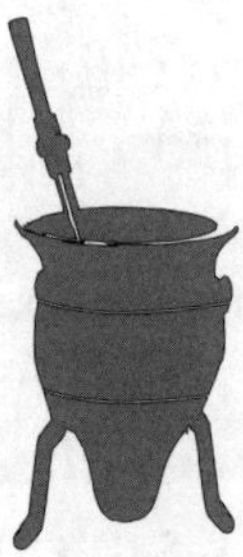

EPÍLOGO

Eu, que vos escrevo, confesso que tento, mas acho que estou muito aquém daquilo que podemos chamar de espiritualmente evoluído, porque não consegui ainda identificar para mim qual é o cheiro de Deus.

Gostaria que tivesse cheiro de flores do campo. Por isso, sempre que converso com ele, tento sentir o cheiro das flores de maçanilha, mas não sinto. Penso nas flores de alecrim, também não. Então imagino que vou sentir o cheiro das flores de laranjeira, mas nada acontece. Esgoto o meu minúsculo conhecimento botânico na esperança de que possa identificá-lo em uma dessas fragrâncias, porém ainda não consegui.

Às vezes chego a pensar que procurei muito pouco e que desisti fácil demais. Ou então estou procurando identificar a presença de Deus nas coisas erradas. Quando estamos tomando mate, eu e a minha prenda, imagino-o como nosso companheiro de chimarrão, porém ficamos, mesmo, somente ela e eu. Na minha vez de tomar meu mate, mesmo ouvindo a reclamação dela, faço questão de demorar um poquito más para pensar que aquela era a cuia dele. Mas não era. Era apenas eu, deixando nervosa a minha prenda.

À noite, antes de dormir, ou na madrugada, quando perco o sono, me ponho a pensar como será a manifestação de Deus na minha vida. Sei que um dia vou descobrir. Espero que não seja muito tarde.

Outro dia comecei a pensar que estou procurando, talvez, não nas coisas erradas, mas do jeito errado. Estou tentando evoluir, mais para compreender a forma de manifestação que Deus tem comigo. Que ele se manifesta, eu tenho certeza. Estou quase convencido de que ele pode se manifestar na forma de um amigo que me faz bem, que me diz uma palavra de conforto numa hora ruim. Que talvez se apresente na forma de um filho, te dando um abraço quando você pensa que não é mais importante pra ninguém. Talvez ele seja aquela pessoa simples, mas que, apesar da sua simplicidade, lhe ensinou uma grande lição. Ou poderá ser aquele teu chefe ranzinza que lhe deu uma bronca quando você estava a ponto de desistir de um projeto importante, e que teve o efeito de impulsioná-lo rumo ao sucesso. Pode ser que sua magnífica presença esteja nas flores da beira do caminho, que mesmo despretensiosamente alegraram o seu dia com sua beleza.

Ou será que a sua presença estará mesmo no cheiro? O cheiro das pessoas que amamos e que nos amam. Elas podem deixar em nós o cheiro de Deus?

Ou será que ele está no sorriso daquela criança que quando ri pra nós, faz a gente sorrir também, por mais que estejamos carrancudos e mal-humorados?

Talvez seja aquela música que ouvi meio sem querer e que me trouxe boas recordações. Talvez aquela tenha sido uma manifestação de Deus, querendo me dizer para não me esquecer daqueles momentos, ou daquelas pessoas que a música me fez recordar.

Não sei ao certo. "Só sei que devo estar procurando ver com meus olhos, ou ouvir com meus ouvidos, identificar com meu olfato, aquilo que devo sentir com meu coração."

Sei que somos filhos de Deus, e ele, sendo quem é, pode se manifestar da forma que ele quiser, ou da forma que nós esperamos. Ele pode. Ele é Deus. Ele deixou o caminho, desenhou o seu projeto de mundo pra cada um de nós. As suas orientações estão escritas no livro da vida. Não nos podemos esquecer de que a decisão de segui-las são nossas, e as consequências também.

Eu, particularmente, sei que ainda estou muito frágil. Preciso encontrar o caminho! Porque muitas vezes eu me surpreendo comigo mesmo. Eu quero fazer o bem e não faço. Sei que preciso amar e não amo. Quero abraçar e não abraço. Preciso ajudar e não ajudo. Quando preciso orar, eu não oro.

Mas estou convicto de uma coisa! Eu continuo buscando o meu Deus. Tenho certeza de que vou encontrar. Até não aceitarmos que somos frutos da sua criação e a ele pertencemos, seremos apenas viajantes peregrinos, que percorremos estradas sem rumo, vagando a esmo por terras áridas.

Com certeza nenhum de nós terá a mesma sorte de Josino e Isabel, de vê-lo identificar-se, de tê-lo fisicamente consigo, fazendo parte de seu cotidiano como se um deles fosse, usando a mesma forma, a mesma roupa, os mesmos costumes, o mesmo linguajar, trabalhando de sol a sol na fazenda, passeando a cavalo, ouvindo música campeira, fumando um cigarrito de palha, tomando canha na guampa, proseando ao pé do fogo de chão, ceando e mateando com eles.

Esse privilégio é pra poucos. Porém nós, aqui no Brasil, levamos uma grande vantagem em relação ao resto do mundo.

A grande maioria da nossa população acredita que Deus é brasileiro. Esse é um privilégio nosso.

Nós, gaúchos e gaúchas, podemos afirmar que sim. Que ele nasceu aqui no Sul.

DEUS É GAÚCHO.

FIM

CHAPECÓ, 2020.

Leia também, da editora InVerso:

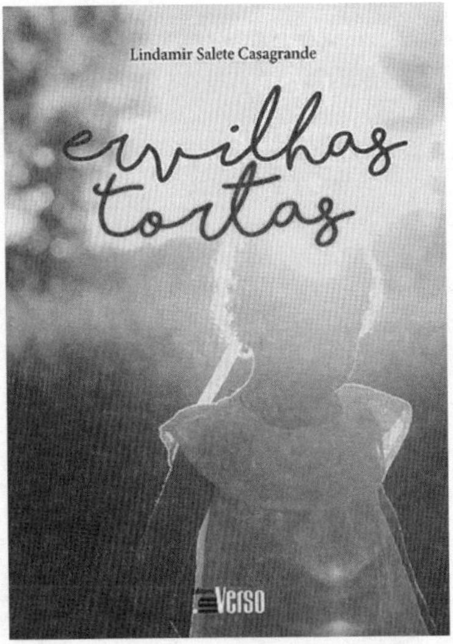

Ervilhas Tortas é uma coleção de contos sobre a vida simples da roça, contados a partir da ótica da filha caçula de uma família que vivia na, e da, roça.

É uma oportunidade de conhecer um pouco da realidade de pessoas que são responsáveis por colocar os alimentos em nossas mesas, os colonos, pequenos produtores rurais. São episódios divertidos, contados de uma forma lúdica e simples, baseados nas memórias da autora.

Constitui-se em um convite ao leitor para revisitar seu passado, revirar suas memórias e relembrar momentos significativos de suas vidas.

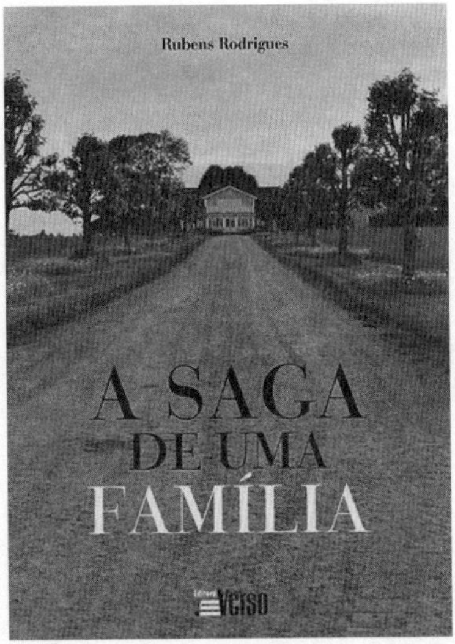

Um livro sensível sobre a simplicidade encontrada dentro de uma família muito humilde, mas afortunada de esperança e afeto, emoções genuínas que fizeram com que os sonhos que tinham se tornassem reais. É sobretudo a história do progresso de uma família do interior, com seus valores pessoais e comunitários.

Conheça e se emocione!